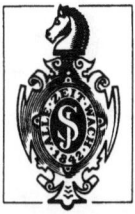

Reiner Gödtel

Die Brust

Signal, Symbol, Organ

Springer-Verlag
Berlin Heidelberg New York
London Paris Tokyo
Hong Kong Barcelona
Budapest

Mit 70 Abbildungen

ISBN-13:978-3-540-56242-9

Die Deutsche Bibliothek – CIP-Einheitsaufnahme
Gödtel, Reiner:
Die Brust: Signal, Symbol, Organ / Reiner Gödtel. – Berlin; Heidelberg, New York; London; Paris; Tokyo; Hong Kong; Barcelona; Budapest: Springer, 1993
ISBN-13:978-3-540-56242-9   e-ISBN-13:978-3-642-77963-3
DOI: 10.1007/978-3-642-77963-3

Dieses Werk ist urheberrechtlich geschützt. Die dadurch begründeten Rechte, insbesondere der Übersetzung, des Nachdrucks, des Vortrags, der Entnahme von Abbildungen und Tabellen, der Funksendung, der Mikroverfilmung oder der Vervielfältigung auf anderen Wegen und der Speicherung in Datenverarbeitungsanlagen bleiben, auch bei nur auszugsweiser Verwertung, vorbehalten. Eine Vervielfältigung dieses Werkes oder von Teilen dieses Werkes ist auch im Einzelfall nur in den Grenzen der gesetzlichen Bestimmungen des Urheberrechtsgesetzes der Bundesrepublik Deutschland vom 9. September 1965 in der jeweils geltenden Fassung zulässig. Sie ist grundsätzlich vergütungspflichtig. Zuwiderhandlungen unterliegen den Strafbestimmungen des Urheberrechtsgesetzes.

© Springer-Verlag Berlin Heidelberg 1993

Die Wiedergabe von Gebrauchsnamen, Handelsnamen, Warenbezeichnungen usw. in diesem Werk berechtigt auch ohne besondere Kennzeichnung nicht zu der Annahme, daß solche Namen im Sinne der Warenzeichen- und Markenschutz-Gesetzgebung als frei zu betrachten wären und daher von jedermann benutzt werden dürften.

Produkthaftung: Für Angaben über Dosierungsanweisungen und Applikationsformen kann vom Verlag keine Gewähr übernommen werden. Derartige Angaben müssen vom jeweiligen Anwender im Einzelfall anhand anderer Literaturstellen auf ihre Richtigkeit überprüft werden.

Redaktion: Ilse Wittig, Heidelberg
Umschlaggestaltung: Bayerl & Ost, Frankfurt, unter Verwendung einer Photographie von D. Vance, The Image Bank, Frankfurt
Innengestaltung: Andreas Gösling, Bärbel Wehner, Heidelberg
Herstellung: Bärbel Wehner, Heidelberg
Satz: Fa. Masson-Scheurer, Kirkel

67/3130 - 5 4 3 2 1 0 – Gedruckt auf säurefreiem Papier

Vorwort

Die weibliche Brust ist ein ästhetisch schöner, aber auch ein sehr delikater, problematischer Körperteil.
Die Brust, wozu ist sie da? Was bedeutet sie für eine Frau, was für einen Mann?
Zunächst ist die weibliche Brust ein sexuelles Organ, über das Kontakte zu anderen Menschen hergestellt werden können. Die Brust kann der Frau selbst körperliche Lust bereiten, und sie kann den Mann sexuell erregen. Die Brust hat natürlich auch eine nährende, mütterliche Funktion, indem sie das Neugeborene mit Milch versorgt. Schließlich hat die Brust eine große Bedeutung für die seelische Ausgeglichenheit der Frau. Die wachsende Brust muß von dem heranreifenden Mädchen in sein Körperbild aufgenommen werden. Eine Brustdrüse zu haben, bedeutet Frausein, bedeutet Potenz und Macht, birgt aber auch nicht selten große Risiken in sich.
Wir wollen in diesem Buch jedoch nicht nur über die Gefahr des Brustkrebses reden – 41 000 Frauen erkranken jährlich in Deutschland an dem bösartigen Tumor, 17 000 sterben jährlich daran – wir wollen uns nicht nur über Schönheitspflege und Büstenhalter, über die Möglichkeit der Brustvergrößerung und die plastische Mammachirurgie, über die Untersuchungsmethoden, das Stillen und die hormonelle Steuerung unterhal-

ten, wir wollen darüber nachdenken, was dieses Organ im sexuellen Erleben der Frau, in ihrer Phantasie und Vorstellung bedeutet.

Trotz aller Anstrengungen der Frauenbewegung, trotz fortschreitender Emanzipation werden Frauen nicht nur von Männern, sondern auch von ihren Geschlechtsgenossinnen oft über ihr Aussehen definiert. Es ist die Kultur und nicht die Natur, die uns den wippenden Gang und den wohlgeformten Busen als weiblich empfinden lassen.

Wir wollen den kulturellen Zusammenhang herstellen, indem wir aufzeigen, welche Bedeutung die Brust als optisches Signal für die Frau selbst hat und wie dieses im Alltag, ganz besonders aber in der Werbung eingesetzt und oft auch mißbraucht wird. Schließlich wollen wir aufzeigen, wie unterschiedlich die Brust in den verschiedenen Kunstepochen dargestellt wurde.

Reiner Gödtel

Inhaltsverzeichnis

1	Aufbau und Funktion der weiblichen Brust	1
2	Brustreifung und ihre hormonelle Steuerung	7
3	Schönheitspflege für die Brust	14
4	Die Brust im sexuellen Erleben der Frau	22
5	Phantasie und Vorstellung	30
6	Die Brust als optisches Signal und in der Werbung	37
7	Was Frauen über ihre Brüste denken	47
8	Die Verpackung der Brust	55
9	Schwangerschaft und Stillen	62
10	Selbstuntersuchung der Brust	71
11	Ärztliche Untersuchung der Brust	76
12	Gutartige Veränderungen	90
13	Vergrößerung, Verkleinerung und Straffung	100
14	Brustkrebs	114
15	Die künstlerische Darstellung der weiblichen Brust	157
	Quellenverzeichnis	169
	Sachverzeichnis	171

1 Aufbau und Funktion der weiblichen Brust

Bei der geschlechtsreifen Frau liegen die beiden Brüste (Mammae) auf dem *großen Brustmuskel* (Musculus pectoralis major) in Höhe der 3. bis 6. Rippe. Der große Brustmuskel entspringt am Schlüsselbein, dem Brustbein und der sechsten Rippe und setzt am Oberarmknochen an. Er ist die Unterlage für die Brustdrüse (Abb. 1).

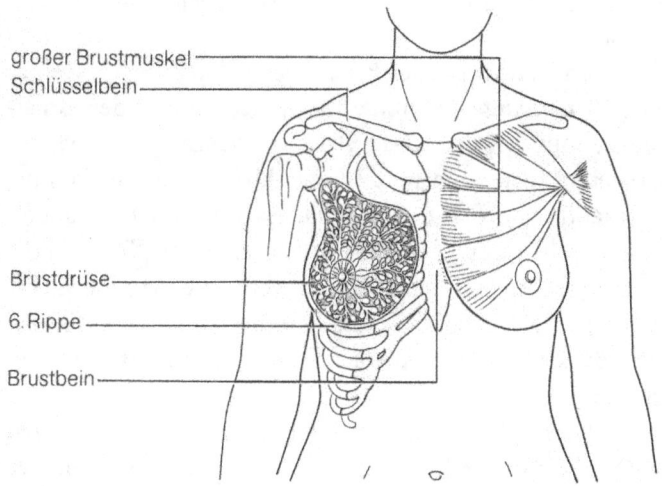

Abb. 1. Der weibliche Brustkorb und die Lokalisation von Brustmuskel und Brustdrüse.

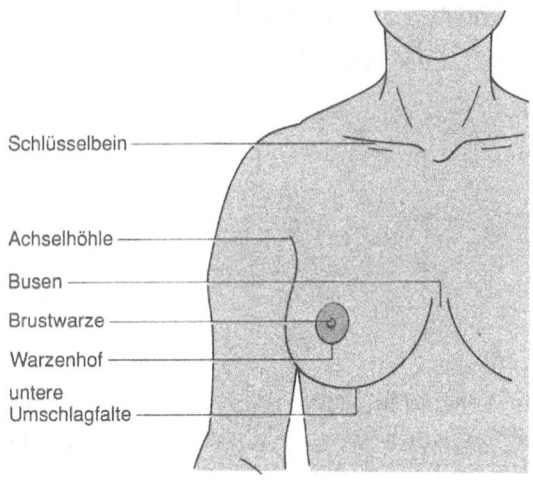

Abb. 2. Die Anatomie der weiblichen Brust.

Die weibliche Brust besteht aus zwei Polstern aus Fett und Bindegewebe, in denen die Milchgänge und Brustdrüsen liegen. Als Oberbrust bezeichnet man den schwanzförmigen Ausläufer der Brust Richtung Achselhöhle.

Im Zentrum jeder Brust liegen *Warzenhof* (Areola) und *Brustwarze* (Mamille). Auf der Kuppe der Brustwarze münden die 10–15 Ausführungsgänge der Milchdrüsen. Brustwarze und Warzenhof haben eine dünne, pigmentreiche Haut, deren Farbe von rosa bis dunkelbraun schwankt (Abb. 2). Im Bereich des Warzenhofs befinden sich als feine Höckerchen die Montgomery-Drüsen. Es handelt sich hierbei um modifizierte Talgdrüsen, deren Absonderung die Brustwarze befeuchten soll.

Form und Größe der weiblichen Brust unterliegen großen individuellen Schwankungen. Sie sind von der unterschiedlichen Verteilung von Fett, Binde- und Drüsengewebe sowie von der Fixation der Brustdrüse auf der Brustwand abhängig. All dies unterscheidet sich je nach Rassenzugehörigkeit, persönlichem Körperbau, Alter, Ernährungslage usw.

Je mehr Fettgewebe und je weniger Bindegewebe vorhanden ist, desto schlechter ist die Brust auf der Unterlage fixiert, und desto schlaffer hängt sie nach unten. Die Menge des Drüsengewebes ist bei gleichaltrigen Frauen etwa gleich. Deshalb läßt auch die Größe der Brust keine Rückschlüsse auf die Stillfähigkeit zu. Ebensowenig hat die sexuelle Erregbarkeit etwas mit der Brustgröße zu tun.

Um die räumliche Zuordnung von Veränderungen zu erleichtern, wird die Brust in vier Bereiche, die sogenannten *Quadranten* aufgeteilt. So ist die Lokalisation von krankhaften Befunden relativ einfach zu beschreiben (Abb. 3).

Die beiden Brüste werden durch die Dekolletéfalte, den Busen, voneinander getrennt. An dieser Furche ist die Haut durch Bindegewebe relativ fest mit dem darunterliegenden Brustbein verbunden.

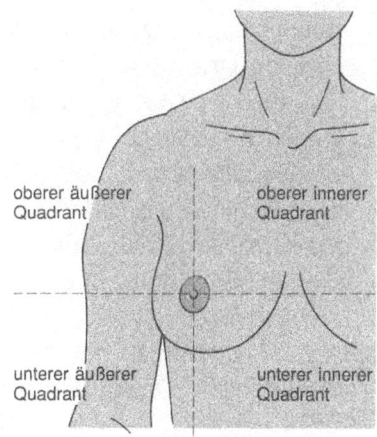

Abb. 3. Die vier Quadranten der Brust.

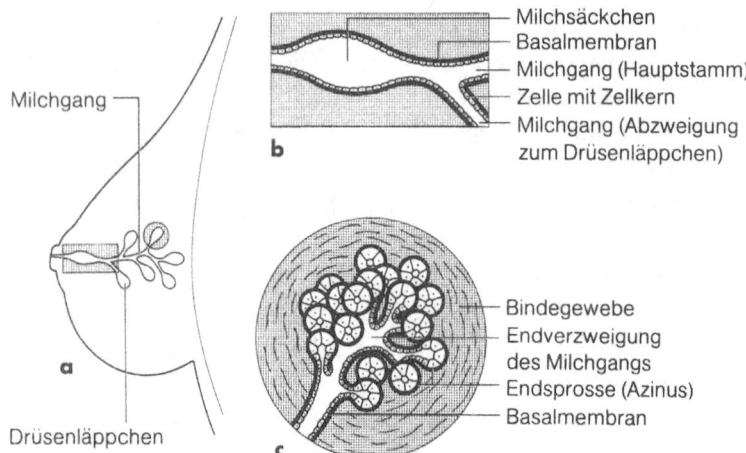

Abb. 4 a–c. Brustdrüse. **a** Die Funktionseinheit der Brustdrüse ist das Drüsenbäumchen mit Milchgang (**b**) und Drüsenläppchen (**c**). **b** In Höhe des Warzenhofes finden sich die spindelförmigen Erweiterungen des Milchganges, die Milchsäckchen. **c** Das einzelne Drüsenläppchen zeigt in seiner Endverzweigung etwa 20–40 Endsprossen. In dem Ring von Epithelzellen findet die Milchproduktion statt.

Das *Drüsengewebe* besteht aus 15–20 Einzeldrüsen. Jede dieser Drüsen mündet mit einem besonderen Ausführungsgang auf der Kuppe der Brustwarze. Jede einzelne Drüse bildet ein verzweigtes, baumartiges Geäst, an dessen Enden die milchproduzierenden Drüsenläppchen sitzen (Abb. 4). Die Milchgänge (der Stamm des Baumes) weisen nach einer Verengung spindelförmige Erweiterungen in Höhe des Warzenhofs, die Milchsäckchen, auf. Beim Stillen werden sie durch den kindlichen Kiefer komprimiert und wirken so als eine Art Pumpe.

Das Stützskelett für den Drüsenapparat ist das *Bindegewebe*. Dieses elastische Gerüst verleiht der Brust ihre Festigkeit. Ähnlich wie das Muskelgewebe wird die

Ausbildung von Bindegewebsfasern durch Bewegung gefördert. Durch Ruhigstellung, z.B. durch einen zu festen Büstenhalter, kann es zu einer Rückbildung der elastischen Fasern kommen, und die Brust wird schlaff.

Die Lücken zwischen Drüsengewebe und Bindegewebe werden vom *Fettgewebe* ausgefüllt. Dieses »Füllmaterial« ist in erster Linie für die Größe einer Brust verantwortlich.

Der Anteil an stabilisierendem Bindegewebe ist bei Heranwachsenden bis zum 20. Lebensjahr am größten und bewirkt die straffe Brust des jungen Mädchens. Zwischen dem 20. und 30. Lebensjahr wird der Drüsenanteil der Brust immer größer, was zur weichen Brust der Frau führt. Nach dem 30. Lebensjahr, spätestens mit den Wechseljahren, nimmt der Anteil von Drüsen- und Bindegewebe allmählich ab und wird nur teilweise durch Fettgewebe ersetzt. Die Brust wird langsam weicher, kleiner und schlaffer.

Die Blutgefäße der Brust kommen aus der Achselhöhle und von der Mitte der Brust, also vom Brustbein her. Im Unterhautfettgewebe vereinigen sich die beiden Blutsysteme zu einem Netzwerk, dessen Maschen zur Brustwarze hin immer enger werden.

Die Erektion der Brustwarze kommt durch eine vermehrte Durchblutung dieses Bereiches und dadurch, daß sich das elastisch-muskulöse System des Warzenhofs kontrahiert, zustande.

Besonders wichtig für die Brust ist das *Lymphsystem*. In die Lymphbahnen sind die Lymphknoten eingeschaltet, die als Filter kranke Zellen und Erreger abfangen. Sie können z.B. auch Krebszellen auffangen und dadurch Tochtergeschwülste (Metastasen) in anderen Organen verhindern.

Der größte Teil der Lymphflüssigkeit fließt über die Lymphknoten der Achselhöhle, ein kleinerer Teil

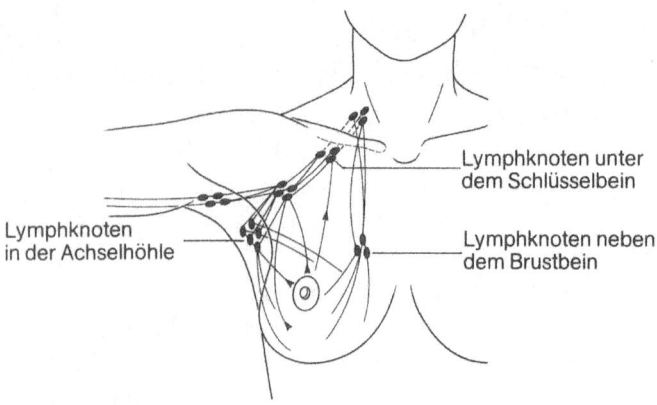

Abb. 5. Der Lymphabfluß der weiblichen Brust.

geht über die Lymphknoten unter und über dem Schlüsselbein und ein dritter über Lymphbahnen neben dem Brustbein (Abb. 5). Die gesunden Lymphknoten sind flache, weiche, linsengroße Gebilde und kaum tastbar. Bei Entzündungen oder Tumoren schwellen sie an und können bei Berührung schmerzen.

Die *Haut* der Brust hat wie die übrige Körperhaut einen dreischichtigen Aufbau. Die äußere Schicht ist die Oberhaut (Epidermis) mit den sich oben immer wieder abschilfernden Hornzellen. Darunter liegt die mit kräftigen Bindegewebssträngen durchzogene Lederhaut (Korium). In ihr liegen die Nerven und die Blutgefäße. Sie verleiht der Haut Festigkeit und Stabilität. Da sich diese Schicht nicht regenerieren kann, entstehen hier die Veränderungen, die für die altersbedingte Faltenbildung verantwortlich sind. Noch eine Schicht tiefer liegt die Unterhaut (Subkutis). Neben Blutgefäßen und Nerven enthält sie das Fettgewebe.

2 Brustreifung und ihre hormonelle Steuerung

Die weibliche Brust durchläuft eine Entwicklung, die in der Pubertät sichtbar wird, aber schon vorher begonnen hat. Trotz der Möglichkeit vielfältiger Einflüsse im Mutterleib und im frühen Kindesalter auf die Brustentwicklung, überwiegen doch eindeutig genetische Faktoren bei der endgültigen Ausbildung der Größe und Form der Brust. Der kleine oder der große Busen wird dabei mit der Gesamtstatur dominant vererbt. Man kann also bei einem Mädchen, das der Mutter auch sonst äußerlich gleicht, voraussagen, daß es auch den Busen wie die Mutter haben wird.

Die Neigung zur Fettsucht geht oft, aber nicht immer mit großen Brüsten einher. Es gibt, wie wir wissen, sehr dicke Frauen mit kleinen Brüsten und schlanke Frauen mit einem großen Busen.

Da die Busenform weitgehend genetisch bedingt ist, läßt sich durch die Behandlung mit Östrogenen bei der erwachsenen Frau an der Größe des Busens nur wenig ändern. Lediglich eindeutige Entwicklungshemmungen lassen sich durch Hormone beeinflussen.

Während der *Kindheit* wächst die Brust nur isometrisch, d.h. analog dem allgemeinen Größenwachstum, ohne eine weitere Differenzierung. Sie ist flach und kindlich, die Drüsenkörper sind kaum entwickelt und inaktiv. Im Alter von 8–10 Jahren erfolgt dann beim Mädchen ein Hormonanstieg in der Hirnanhangsdrüse (Hypophyse). Diese Hormone bewirken eine Reifung der Eierstöcke (Ovarien). Mit dem Einsetzen der Eierstockfunktion in der *Pubertät* werden auch zyklisch die beiden weiblichen Sexualhormone Östrogen und Gelbkörperhormon (Progesteron) gebildet. Für das Wachstum der Brust sind diese Hormone unabdingbar.

Die Menarche, die erste Regelblutung, setzt etwa 2 Jahre nach Beginn des Brustwachstums (Thelarche) beim jungen Mädchen ein. Die erste Periode tritt zwischen dem 9. und 16. Lebensjahr auf, meist zwischen 12 und 13 Jahren. Die Geschlechtsreife wird zwischen dem 15. und 18. Lebensjahr erlangt. Die Pubertät umfaßt also einen Entwicklungszeitraum von 6–8 Jahren, in welchem das Mädchen tiefgreifende Veränderungen im körperlichen, seelischen und sozialen Bereich erfährt. Die Pubertätsentwicklung beginnt demnach mit der Ausbildung der sekundären Geschlechtsmerkmale im 8. bis 10. Lebensjahr und endet mit dem Abschluß des Wachstums im 16. bis 18. Lebensjahr.

Die pubertäre Brustentwicklung wird in 5 Stadien eingeteilt (Abb. 6).

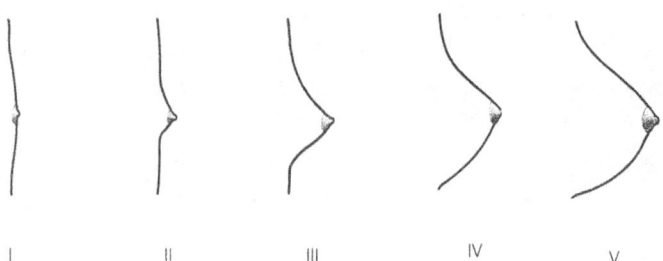

Abb. 6. Die 5 Stadien der pubertären Brustdrüsenentwicklung.

Östrogene bewirken an der Brust zunächst nur ein Wachstum des Milchgangsystems. Am Ende der Pubertät, wenn ein zweiphasischer Zyklus ausgereift ist, beginnt die Entwicklung der Drüsenläppchen unter dem Einfluß des Progesterons. Sie wird während der sexuellen Reife zur Frau und insbesondere während der ersten *Schwangerschaft* abgeschlossen. Unter dem Einfluß des hohen Gelbkörperhormonspiegels in der Schwangerschaft kommt es zu einer weiteren Vermehrung von Milchgängen und den Drüsenläppchen mit den Alveolen.

Bei den meisten Frauen sind die Brüste in Größe und Form nicht ganz gleich. Nur in seltenen Fällen ist die Differenz allerdings so groß, daß eine operative Korrektur angezeigt ist.

Man weiß heute, daß nur durch ein ausgewogenes Zusammenspiel von Östrogenen und Progesteron eine optimale Struktur des Brustdrüsengewebes gewährleistet ist. Im Rahmen dieses Buches können wir nicht die verwirrend zahlreichen Möglichkeiten der *hormonellen Beeinflussung* der Brust erörtern. Abbildung 7 zeigt überzeugend, daß die Brustdrüse als Zielorgan einer Vielzahl verschiedener Hormone in Frage kommt. Dies ist die Basis für zahlreiche therapeutische Maßnahmen. Auch die vielfältigen hormonellen Wechselwirkungen zwischen dem Zwischenhirn (Hypothalamus), der Hirnanhangsdrüse (Hypophyse) und den Eierstöcken sind in den letzten Jahren intensiv erforscht worden. Man kennt heute ziemlich genau den Rückkoppelungsmechanismus zwischen Sexualhormonen und den übergeordneten Regulationszentren. Die Psychoendokrinologie ist zu einem eigenen Fachgebiet der Medizin geworden. Da seelische Vorgänge meßbar bewirken, daß körperliche Substanzen (z.B. Endorphine) ausgeschieden werden, ist eine strenge Trennung zwischen seelisch und körperlich nicht mehr vertretbar.

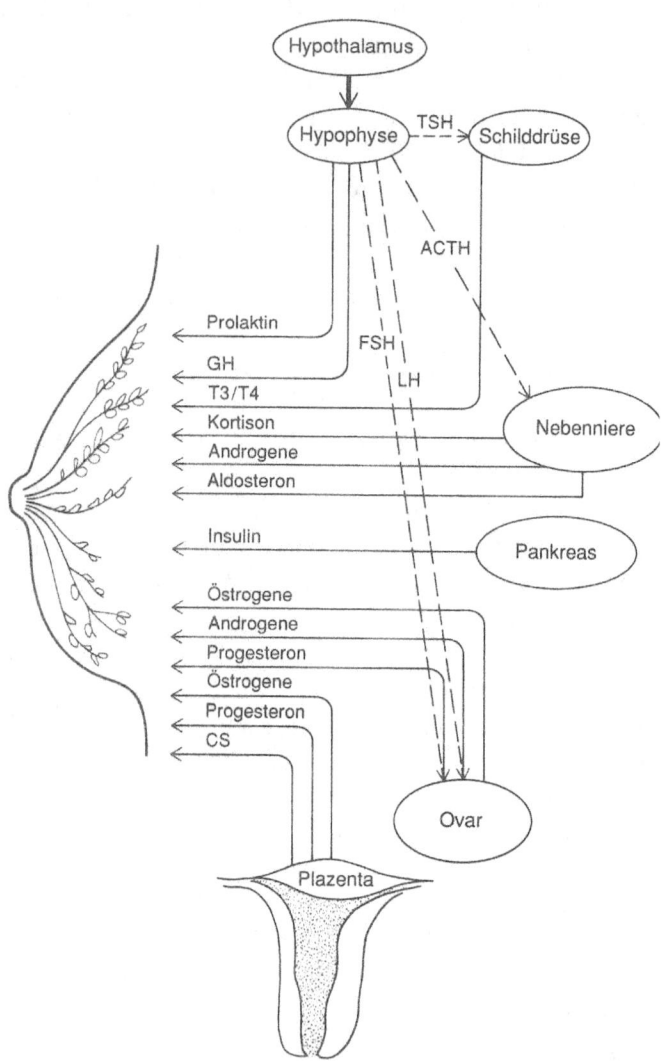

Abb. 7. Die Brustdrüse als Zielorgan einer Vielzahl von verschiedenen Hormonen.

Ein junges Mädchen lernt mit dem Sprießen der Brustknospen, daß es einen Schönheitsstandard auch für einzelne Körperteile gibt. Viele Mädchen zu Beginn der Pubertät leben sowohl in der Angst, daß sie sich gar nicht entwickeln würden, als auch, daß sie einen zu üppigen Busen bekommen könnten. Aber auch viele Frauen setzen sich unbewußt jahrzehntelang einer sexuellen Begutachtung aus und sind ständig damit beschäftigt, was ein Mann oder eine Frau wohl über sie und ihren Körper denkt. Brüste sind für viele Frauen zeitlebens ein Problem.

Entscheidend dafür, wie ein Mädchen die *Körperentwicklung* in der Pubertät erlebt, sind das Vorbild und die Reaktion der erwachsenen Personen in der Familie. Eine besondere Rolle kommt dabei der Mutter und anderen Frauen der Familie zu. Ständig signalisieren sie der Heranwachsenden, ob ihre Entwicklung so verläuft, wie man sich das vorstellt. Der Vorgang der Brustentwicklung kann deshalb harmonisch, aber auch sehr konflikthaft verlaufen, je nachdem, ob dem Mädchen Gefühle der Anerkennung oder von Angst, Verlust der Freiheit, Nichterfüllen von Normen übermittelt werden. Nicht selten entbrennt ein Konkurrenzkampf der Mutter mit ihrer Tochter und hinterläßt bittere Neidgefühle. Identifizierungs- und Ablösungsvorgänge können aufs Tiefste gestört sein und zu neurotischen Fehlentwicklungen führen.

Auf alle Fälle ist die Sorglosigkeit vorbei. Auseinandersetzungen, moralische Vorhaltungen, Bestrafungen bezüglich Körperlichkeit und Kleidung sind in vielen Familien immer noch an der Tagesordnung. Das Mädchen, das die Brust unter zu großen Kleidern verstecken muß, kann ihre Entwicklung nicht als schönen, positiven Vorgang erleben. Bei körperlichem Kontakt in sexueller Absicht wird es im Sinne der körperfeindlichen Eltern ablehnend reagieren. Oft bleibt das körperliche Lustgefühl zeitlebens blockiert.

Vielen Eltern gelingt es aber heute, ihren Kindern ein positives Körpergefühl zu vermitteln und die Lust am eigenen Körper zu fördern. So kann auch das Wachstum der Brust für das junge Mädchen zum Symbol eigenen Reifens werden.

Die Brustdrüsen verändern sich während der gesamten geschlechtsreifen Zeit mit den verschiedenen Phasen des *Menstruationszyklus*. Viele Frauen spüren diese Veränderungen als ein schmerzhaftes Anschwellen der Brüste vor der Menstruation. In der zweiten Zyklushälfte kommt es insbesondere durch die Relation Östrogen/Progesteron zu einer vermehrten Durchblutung der Brust und zu einer Flüssigkeitseinlagerung. Oft verändert sich das Brustgewebe knotig, und es kommt zu schmerzhaften Spannungen, die besonders die oberen äußeren Quadranten betreffen.

Bei der Frau nach der Geschlechtsreife werden die Brüste allmählich weicher, schlaffer, hängender. Nach den *Wechseljahren* bilden sich die Drüsenläppchen wieder zurück, die »Drüsenbäumchen verlieren ihre Blätter«. Schließlich bildet sich auch das Bindegewebe, bei der Greisin schließlich auch das Fettgewebe, zurück (Abb. 8).

Es ist erwiesen, daß der Geschlechtstrieb, die Libido, durch den sinkenden Hormonspiegel im Alter nicht wesentlich abnimmt. In der Regel sind es psychische Gründe, das Gefühl, nicht mehr anziehend zu wirken, nicht mehr liebenswert zu sein, die eine Frau bewegen können, sich vom Körperkontakt zurückzuziehen. Doch viele Frauen meistern den Wechsel von der jugendlichen Frische in die zweite Lebenshälfte ganz ausgezeichnet. Neue Formen der Erkenntnissuche führen zu einer Erweiterung des Sehens. Sie erfahren, daß Attraktivität

Abb. 8. Veränderungen der Form und der Zusammensetzung des Brustgewebes in den verschiedenen Lebensaltern. **a** In der Pubertät wachsen zunächst die Milchgänge. **b** Bei der 20jährigen ist ein Teil der Drüsenläppchen angelegt. **c** Bei der 30jährigen hat der Drüsenkörper seine größte Ausbreitung, und ein Teil des Bindegewebes ist durch Fettgewebe ersetzt. **d** In den Wechseljahren bilden sich die Drüsenläppchen zurück, später auch das Bindegewebe und schließlich das Fettgewebe.

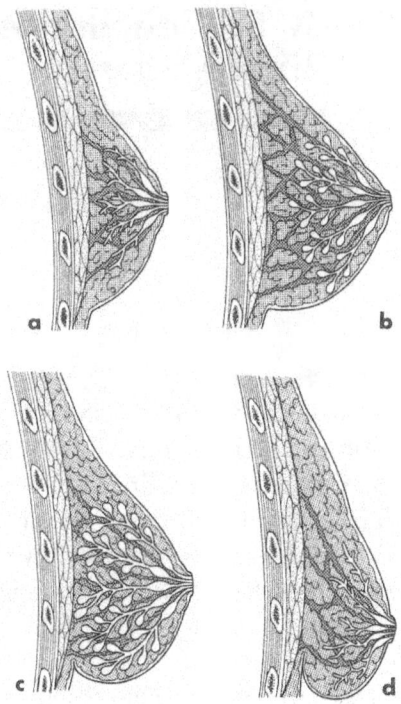

nicht an Jugend und Schönheit gebunden ist, sondern daß es vor allem bedeutet, Wärme auszustrahlen, Interesse am anderen zu haben, offen und lebendig zu sein und um die Wünsche und Nöte anderer zu wissen. Das »Welken« der Brüste heißt nicht nur Vergänglichkeit, sondern auch Reife, Zufriedenheit und Erfüllung.

3 Schönheitspflege für die Brust

Glaubt man den einschlägigen Frauenzeitschriften und der Werbung, dann führt der Weg zum Glück nur über die Arbeit am Körper. Der gesellschaftliche Wandel und speziell Mode und Medien, Sport, Freizeit, New-age-Einflüsse und Selbstverwirklichungswünsche fördern die Überlebensdevise: »Jung, schön, gesund, erfolgreich«. Das neue Lebensgefühl strebt eine Verwandlung und eine »Restaurierung« des Körpers an. Herrenmagazine zeigen uns, wie die absolut schöne Brust auszusehen hat, und Frauenzeitschriften weisen uns mit einer Vielzahl von Produkten und Übungen den Weg zum makellosen Busen, den Mutter Natur vielen Frauen nicht auf Anhieb gegeben hat. Auch sehr selbständige, intelligente Frauen, die um die Fragwürdigkeit und Relativität der Schönheitsideale wissen, können sich diesem Einfluß kaum entziehen. Dennoch: Eine vernünftige Körperpflege und eine sinnvolle Körperertüchtigung können Wohlbefinden und Aussehen verbessern.

Das wichtigste Rezept ist das einfachste und preiswerteste: **eine aufrechte Körperhaltung.** Manche Frauen versuchen, ihre Brüste durch eine gekrümmte Körperhaltung zu verbergen. Unzufriedenheit, depressive Stimmung, Probleme mit der eigenen Weiblichkeit können der wahre Hintergrund dafür sein. Wer die Schultern hängen läßt und den Rücken krumm hält, macht einen kleinen Busen noch kleiner und läßt eine schwere Brust ganz nach unten fallen.

Spielen seelische Probleme in die schlechte Körperhaltung hinein, so ist der einfache Ratschlag, man möge sich doch gerade halten, nicht ausreichend. Eventuell muß hier zunächst psychotherapeutische Hilfe gesucht werden. Ansonsten ist eine aufrechte Haltung einfach zu lernen:

> Stecken Sie sich täglich für einige Minuten einen Stock zwischen Rücken und nach hinten gewinkelten Ellenbogen oder balancieren Sie ein mittelschweres Buch auf dem Kopf und gehen Sie so im Zimmer auf und ab.

Allein durch die aufrechte Körperhaltung wirkt der Busen optisch höher und straffer.

Die zweite Möglichkeit, die Brust in ein besseres Licht zu rücken, ist eine **Stärkung des großen Brustmuskels.** Er ist der tragende Untergrund, auf dem die Brust fixiert ist. Regelmäßige Bewegungsübungen straffen den Brustmuskel und fördern die Durchblutung der Brust. Ein intensives Training führt zu einer Verdickung des Brustmuskels und hebt dadurch die Brust deutlich an.

Viele Sportarten, z.B. Schwimmen, Rudern, Tennis, Golf, trainieren den Brustmuskel. Die meisten Bewegungsabläufe, die den Brustmuskel stärken, festigen auch die Rückenmuskulatur. Eine gute Haltung und ein eleganter und erotischer Rücken kommen immer dem gesamten Aussehen zugute. Gezielt trainiert werden kann der Brustmuskel durch Bodybuilding, z.B. durch Übungen mit Hanteln oder dem Bali-Impander (vgl. Abb. 9).

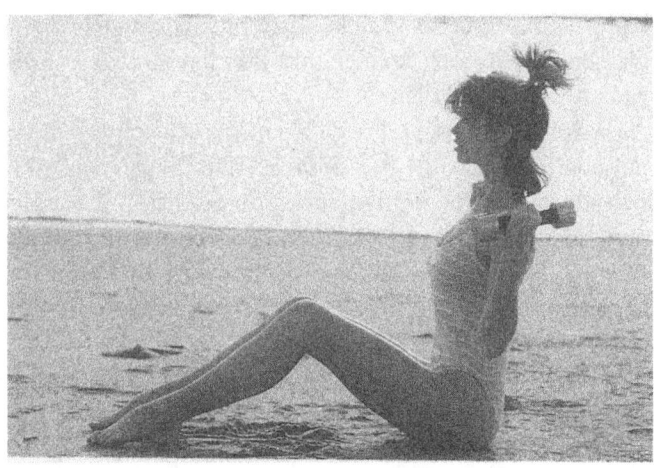

Abb. 9. Hantel-Training. 1. Auf den Rücken legen, Knie anziehen. Ein 5-Pfund-Gewicht mit beiden Armen über der Brust festhalten. 2. In jeder Hand ein 5-Pfund-Gewicht bei ausgestreckten Armen nach oben ziehen. 3. Aufrecht sitzen, je ein 5-Pfund-Gewicht mit angewinkelten Armen an die Schultern halten. Bei jeder Übung bis 20 zählen, entspannen und jede Übung 5mal wiederholen. Mindestens sechs Wochen täglich trainieren.

Umfassen Sie mit der rechten Hand das linke Handgelenk, mit der linken Hand das rechte. Schieben Sie nun die Haut ruckartig in Richtung Ellbogen.
Strecken Sie die Arme in Schulterhöhe nach vorn und drücken Sie zwischen den Händen einen Tennisball zusammen.

Die Möglichkeiten, das **Bindegewebe** der Brust zu festigen, sind dagegen begrenzt. Seine Qualität ist vererbt und schwer zu beeinflussen. Erschlafftes Bindegewebe läßt sich kaum mehr festigen. Trotzdem kann zur Vorbeugung einiges getan werden. Auch hierbei ist eine gute Haltung wichtig. Ein runder Rücken verlagert das Gewicht des Oberkörpers zwangsläufig nach vorn und bewirkt, daß sich die bindegewebigen Haltebänder langsam überdehnen.

Stellen Sie sich vor einen Spiegel, machen Sie sich aus der Taille heraus ganz lang und strecken Sie sich, ohne dabei die Schultern zu heben.

Eine große Strapaze für das Bindegewebe ist das ständige Auf- und Abwippen der Brüste bei ruckartigen Bewegungen, z.B. beim Tennisspielen und Joggen. Ein fester Sport-BH ist dringend zu empfehlen. Er ist um so wichtiger, je größer die Brüste sind.
Wirklich gekräftigt wird das Bindegewebe wohl nur durch regelmäßiges Schwimmen. Die Bewegung gegen den Druck des Wassers verleiht den Fasern mehr Sprungkraft und regt die Durchblutung an.
Der ästhetische Eindruck der weiblichen Brust wird natürlich besonders durch die Beschaffenheit der **Haut** beeinflußt. Je elastischer eine Haut, um so eher paßt sie sich den Veränderungen durch Menstruationszyklus, Schwangerschaft und Stillzeit an und um so eher toleriert sie ungünstige Einflüsse durch Sonneneinstrahlung oder z.B. Nikotin.
Das A und O jeder Körperpflege beginnt mit einer Förderung der *Durchblutung*, weil nur so die Belieferung der Zellen mit Sauerstoff gewährleistet ist. Hautpflege beginnt nicht mit dem Auftragen von Salben, Cremes und Lotionen, sondern mit dem Training von Herz und Kreislauf. Jede Form der Bewegung bewirkt, daß das Herz mehr Blut in die Gefäße pumpt und die Sauerstoffzirkulation im Körper angeregt wird. Dieser Effekt ist naturgemäß im Freien oder zumindest vor geöffne-

tem Fenster größer als in geschlossenen Räumen. Wichtig ist die Regelmäßigkeit einer Trainingsmethode und nicht der modische Touch. Aerobic und Stretching sind nicht wertvoller für den Körper als Fahrradfahren und Laufen. Auf die besonders günstige Wirkung des Schwimmens habe ich bereits hingewiesen.

Jede Temperaturänderung ist ebenfalls ein Gefäßtraining. Duschwechselbäder des Oberkörpers mit 3–4 längeren Heiß- und kürzeren Kaltphasen sind relativ einfach durchzuführen. Rotierende Spezialduschköpfe können eventuell den durchblutungssteigernden Effekt verstärken.

Eine Verbesserung der Durchblutung kann auch durch mechanische Reizung bewirkt werden. Bewährt haben sich die Bürstenmassage, eventuell die Verwendung eines weichen Massagehandschuhs oder die mehr in der Tiefe wirksame Bindegewebsmassage.

Sehr wichtig für den Erhalt einer gesunden Haut ist das Vermeiden von unnötigen Belastungen. *Nikotin* verengt die feinen Blutgefäße der Haut. Die Haut bekommt weniger Nährstoffe und Sauerstoff, sie altert schneller. Auch Alkohol und Streß wirken sich über einen Vitamin- und Nährstoffmangel ungünstig auf die Haut aus.

In den letzten Jahren wird immer mehr auf die Hautschädigung durch eine vermehrte *Sonneneinstrahlung* hingewiesen. Für künstliche Strahlenquellen wie Sonnenbänke gelten die gleichen Grundsätze wie für die natürliche Sonne. Die heute meist eingesetzten langwelligen UV-A-Strahlen, die für den eigentlichen Bräunungseffekt verantwortlich sind, haben noch am wenigsten Nebenwirkungen. Die schädlicheren UV-B-Strahlen werden bei guten Geräten ausgefiltert.

Jede längere Sonneneinstrahlung führt jedoch zu einem Elastizitätsverlust, einem Feuchtigkeitsmangel und zu Pigmentstörungen. Neben dem ungünstigen kosmetischen Effekt steigt bei hoher Sonnenbelastung auch das Risiko für Hautkrebs.

Da die Haut im Bereich der Brust sehr dünn ist, sollte die *Reinigung* nur mit sanften Pflegemitteln erfolgen. Die Waschung sollte mit weichen Waschlappen und Bürsten unterstützt werden. Alkohol und hautreizende Kosmetika sind an der Brust nicht angezeigt. Auf die Empfindlichkeit der Brustwarze ist besonders zu achten.

Daß sich die kosmetische Industrie dieses Themas gerne annimmt, ist bekannt. Die *Pflegeprodukte* für Busen und Dekolleté haben in der Regel eine leichte Konsistenz und enthalten Aktivstoffe, besonders die Vitamine A, C, E und Panthenol. Diese »Schönheitsvitamine« könnten die Haut positiv beeinflussen, bekäme man sie nur in die tieferen Schichten der Haut. Genau hier liegt der Grund für die sehr kontroverse Beurteilung der Kosmetika. Während die Industrie in ihrer Werbung behauptet, über sogenannte Transportsysteme wie Nanoparts, Niosome, Liposome usw. die Wirkstoffe durch die Haut schicken zu können, bestreiten immer wieder seriöse Dermatologen diesen Effekt.

Vitamin A gilt als das Schönheitsvitamin schlechthin, welches Zellteilung und natürliche Regeneration beschleunigt und die Epidermis gegen Umwelteinflüsse schützt.

Die Wirksamkeit von Vitamin C soll darauf beruhen, daß es sogenannte »freie Radikale« fängt. Diese Stoffe sollen durch ultraviolettes Licht und andere Umweltgifte wie Ozon entstehen und die Hautfette zerstören, was wieder die Faltenbildung beschleunigt. Da Vitamin C außerdem die Melaninproduktion bremst, sollen weniger leicht Sommersprossen und Altersflecken entstehen.

Vitamin E, dem zweiten »Radikalefänger«, wird außerdem eine Durchblutungsförderung und eine Stoffwechselanregung zugeschrieben.

Ein weiterer Favorit der Kosmetikindustrie ist das Panthenol aus der Vitamin-B-Gruppe. Wegen seiner Fähigkeit, Wasser zu binden, soll es Feuchtigkeit in die unteren Hautschichten bringen. Andere Inhaltsstoffe für Emulsionen und Cremes sind Hyaluronsäure, Ginsengextrakt, Aminosäuren, Menthol, Collagen und andere Feuchtigkeitsbinder.

Obwohl die meisten Frauen wissen, daß es keine Wundercremes gibt, die den Busen in Form bringen, werden diese Präparate in großen Mengen angeboten und verkauft. Eine kleine Auswahl hat die Zeitschrift Cosmopolitan im Novemberheft 1990 zusammengestellt (Tabelle 1).

Sehr im Aufwind befindet sich zur Zeit die Electrolift-Behandlung zur Bruststraffung. Die Grundtheorie ist, daß durch das Elektrofeld eines Generators in den Molekülen der Hautproteine Aktivitäten hervorgerufen werden, die Haut und Unterhautzellgewebe günstig beeinflussen sollen. Narben, Hautrisse, Dehnungsstreifen sollen zum Verschwinden gebracht werden, indem das Netz der kollagenen und elastischen Fasern, in Verbindung mit sogenannten elektroaktivierten Lösungen, wieder aufgebaut wird. Ob der Einsatz der relativ kostspieligen Geräte nicht nur den Herstellerfirmen und den Kosmetikinstituten hilft, sondern auch den Klientinnen, bleibt abzuwarten.

Tabelle 1. Pflegeprodukte für Busen und Dekolleté.

Pflegeprodukt	Versprochene Wirkung
Spray Buste	stärkt das Stützgewebe der Brust mit adstringierenden Wirkstoffen
Bust Firming Gel	bindet Feuchtigkeit und kräftigt die Spannkraft im Gewebe
Re-Nutritiv Firming Body Lotion	beschleunigt natürliche Zellerneuerung; unterstützt die Fähigkeit der Haut, Feuchtigkeit zu speichern
Tenseur Seins Fermes 28 Jours	regt natürliche Hautfunktionen an; ideal nach Geburten oder Gewichtsverlust
Supplegen Firming Cream for the Bust	beugt Erschlaffung des Brustgewebes vor; verbessert die Feuchtigkeitsbindung in der Haut
Tonic Bust	wirkt feuchtigkeitsregulierend; regeneriert den Hydro-Lipid-Film der Haut; adstringierende Pflanzenlotion
Tonifiant Corporel No 1	erhöht den Sauerstoffverbrauch der Hautzellen, den natürlichen Schutz gegen Feuchtigkeitsverlust und verbessert so die Geschmeidigkeit
Active Body Scrub	reinigt sanft und verfeinert die Poren; strafft das Gewebe; stabilisiert den Säureschutzmantel
Exfoliant Rose	macht die Haut satinzart; das Scrub-Gel eliminiert abgestorbene Hautzellen und Unreinheiten, ohne die Epidermis zu reizen

Nach: Cosmopolitan, Heft 11, 1990.

4 Die Brust
im sexuellen Erleben der Frau

Die meisten Frauen schätzen die Bedeutung der Brust für ihre Sexualität als sehr hoch ein. Kein anderes Organ ist so wichtig für das Selbstwertgefühl der Frau wie die weibliche Brust. In ihrer nährenden Funktion ist sie Symbol der Mütterlichkeit und zugleich früheste Quelle zärtlich liebevoller Berührung und späterer sexueller Ausstrahlung (Abb. 10).

Extrovertierte, lebensbejahende Frauen messen der weiblichen Brust eine größere sexuelle Bedeutung zu als eher introvertierte dies tun.

Die Frauen, die glauben, daß die Brust bedeutungsvoll für das sexuelle Erleben ist, betrachten erfahrungsgemäß Form und Größe des Busens als sehr wichtiges Kriterium für die Schönheit einer Frau. Für sie bedeutet ein schöner Busen sexuelle Attraktivität, Weiblichkeit, wichtigster Anziehungspunkt für das andere Geschlecht.

Je höher eine Frau den sexuellen und kosmetischen Wert der Brust einschätzt, um so häufiger führt sie eine Eigenuntersuchung der Brust durch und um so öfter geht sie zu Krebsvorsorgeuntersuchungen [5]. Ihre Einstellung zur Brust und ihrer Wertigkeit variiert natürlich je nach Lebensalter, Familienstand, Berufstätigkeit und Intelligenzniveau.

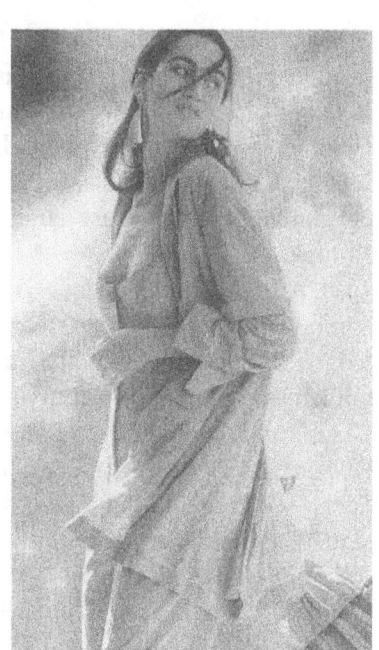

Abb. 10. Die Brust, wichtiges Kriterium für die Weiblichkeit.

Die weibliche Brust ist ein sexuelles Organ, mit dem körperlicher Kontakt zwischen zwei Menschen hergestellt werden kann. Eine Frau fühlt einen Menschen, der ihr sehr nahe kommt, in der Regel an der Brust. Das kann Abwehr und Ekel oder ein positives sexuelles Gefühl hervorrufen. Die Begegnung mit der eigenen Weiblichkeit kann Lust, aber auch Angst erzeugen.

Entscheidend für das positive Erleben eines zärtlichen Reizes an der Brust ist jedoch das ganzheitliche Sexualerleben in einer gesunden Partnerbeziehung. Zurückhaltende, gehemmte, introvertierte Frauen können schlechter und seltener ihre sexuellen Wünsche in Worte fassen, was dazu führt, daß es eher zu sexuellen Unstimmigkeiten und Frustrationen kommt, da der Partner die spezifische sexuelle Erregbarkeit seiner Partnerin nicht kennt. Je besser die sexuelle Harmonie, um so größer werden die sexuellen Befriedigungsmöglichkeiten durch Reizung von Körperstellen außerhalb der primären Geschlechtsorgane. Bei seelisch-erotischer Verbundenheit beider Partner ist das Berühren der bekleideten bzw. der unbekleideten Brust eine Vorstufe zum genitalen Kontakt.

Alfred Kinsey [2] wies darauf hin, daß der sexuelle Kontakt mit der Brust, insbesondere der Mund-Brust-Kontakt die einzige Technik im Liebesspiel darstellt, die am entscheidendsten spezifisch menschlich ist. Vor dem Geschlechtsverkehr findet bei 98 Prozent der Paare eine Reizung der weiblichen Brust durch die Hand und oft auch eine Stimulierung mit dem Mund des Mannes statt. Das Berühren der unbekleideten weiblichen Brust mit dem Mund ist relativ stark tabuisiert, und so wird von fast allen Frauen das Liebkosen der Brust durch Lippen oder Zunge als spezifisch sexuell angesehen (Abb. 11).

Die weibliche Brust ist sicher bedeutsamer für die erotische Stimulation des Mannes als für die der Frau

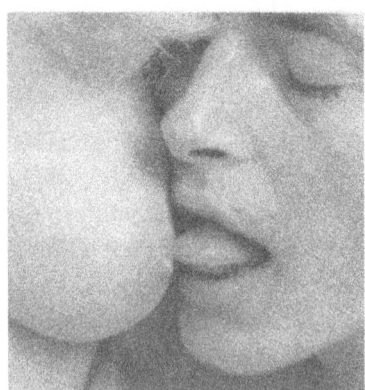

Abb. 11. Stimulation. Berühren der Brustwarze mit der Zunge.

selbst. Bei der Selbstbefriedigung werden die Brüste, und besonders die Brustwarzen, von der Hälfte der Frauen mit der Hand stimuliert. Oft wird die Brust auch gegen einen Gegenstand gedrückt, meist unter gleichzeitiger Reizung der Genitalien.

Durch Reizung der Brüste allein kommen jedoch die wenigsten Frauen zum Orgasmus. Die Angaben in der Fachliteratur bewegen sich zwischen 10 und 20%. Bei homosexuellen Kontakten spielt die Reizung der Brust mit der Hand und mit dem Mund ebenfalls eine sehr wichtige Rolle.

Besonders Masters und Johnson [3] haben auf die Reaktionen der weiblichen Brust bei sexueller Erregung hingewiesen. Wird die Brust gestreichelt, so erleben die meisten Frauen ein Aufrichten der Brustwarzen und ein Anschwellen des Warzenhofes (Abb. 12). Wird die sexuelle Erregung fortgeführt, so kommt es insgesamt zu einer Vergrößerung der Brust bis zu einem Viertel der normalen Größe. Die Venen zeichnen sich deutlich unter der Haut ab und oft kommt es zu einer Hautrötung, dem »Sex-flush«-Phänomen, die allerdings auch Bauch und Hals betrifft. Diese Veränderungen erreichen ihr Maximum während des Orgasmus und sind sowohl in ihrer Intensität als auch in ihrer Dauer individuell sehr verschieden. Sie hängen ab von der Größe der Brust und der Brustwarzen, aber auch vom Grad der sexuellen Erregung und von der persönlichen Erregbarkeit der Frau.

Spricht man mit Frauen über das sexuelle Erleben durch ihre Brüste, so klagen viele, daß Männer durch ihre Brüste angeregt werden und sie dann gerne gierig kneten, aber sie zu selten oder nicht ausdauernd genug zärtlich streicheln. Obwohl die meisten Männer sich gerne mit den Brüsten einer Frau beschäftigen, tun sie es oft nicht so, wie die Frau sich das eigentlich wünscht.

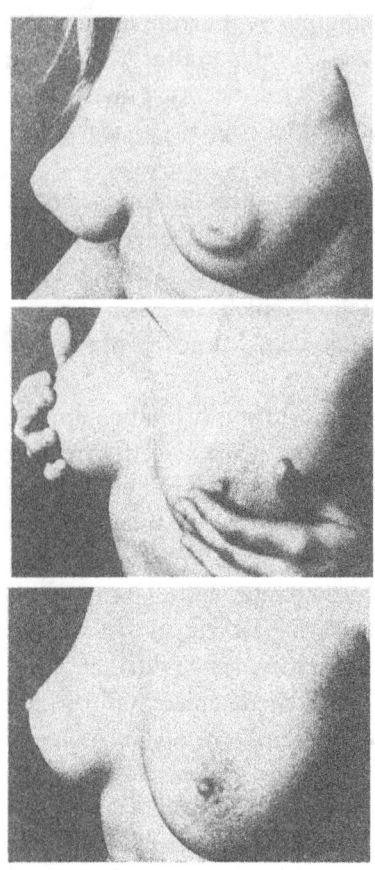

Abb. 12. Anschwellen der Brüste durch Stimulation mit der Hand.

Frauen möchten mehr Zärtlichkeit, ein längeres Vorspiel, mehr erotische Atmosphäre.

Das Gefühl für den eigenen Körper ist ganz eng damit verbunden, wie die Frau das Aussehen und die Funktion der Brust erlebt. Wer sich seiner Brüste schämt, haßt oft alles Sexuelle. Eine Frau, die ihre Brüste akzeptiert, kann eher lustvolle Gefühle erleben und vermitteln. Das liebevolle Umgehen mit der Brust, besonders im Liebesspiel, ist eine Bestätigung ihres Frauseins und vermittelt vielen Frauen mehr Erfüllung und Glück als das Penetriertwerden beim eigentlichen Sexualakt.

Da die Brust eine so große Möglichkeit zur Kommunikation darstellt, ist es verständlich, daß der Verlust der Brust erhebliche Partnerschaftsprobleme aufwerfen kann. Die Frauen fühlen sich verstümmelt und können keine sexuellen Gefühle mehr aufkommen lassen, oder der Partner kann sich mit dem beschädigten Bild nicht abfinden. Oft allerdings dürfte es so sein, daß die partnerschaftliche Beziehung bereits vorher, oft uneingestanden gestört war.

Die Brust kann auch als Machtmittel eingesetzt werden, indem die Frau sie provokativ zur Schau stellt und damit bewußt Erregung bei Männern auslöst. Die Entscheidung über Gewährung oder Versagung liegt jedoch bei ihr, wodurch sie es in der Hand hat, den Mann zu demütigen. Manche Männer reagieren mit Ängsten und Kontrollverlust oder mit Wut und Haß, was wieder zu heftigen Aggressionen führen kann.

Die Macht der Männer liegt darin, daß sie festlegen, ob eine Brust schön und anziehend ist. Die Brust bestimmt den Wert der Frau. Entsprechende Abbildungen und Filme fordern zum Vergleich mit dem jeweiligen Busenideal heraus. Da die Frauen auf dem Werbeplakat und in der Illustrierten in der Regel einen schöneren, wirksameren Busen aufzuweisen haben, können Frauen mit schwachem Selbstwertgefühl ständig in Konflikte geraten und ihren eigenen Körper als nicht so wohlgeformt ablehnen. Werden sie trotzdem von einem Mann begehrt, dann wird Dankbarkeit oft mit Liebe verwechselt und durch Opferbereitschaft abgegolten [4].

In der Werbung (vgl. Kapitel 6) dienen Brüste als Blickfang für die verschiedensten Produkte und werden als Sinnbild weiblicher Reize mißbraucht. Brüste sind wie Gegenstände, zum Objekt reduziert, verfügbar, benutzbar.

Die schlaffe Brust, die in manchen Kulturen als Zeichen für Fruchtbarkeit und Reife steht, gilt in unserem Kulturraum als unansehnlich, verbraucht. Die Brust, die für viele Frauen Symbol für ihr Frausein und wichtige Quelle ihres Selbstwertgefühls ist, kann durch Erkrankung, Alter, reale oder vermeintliche Fehlbildung Ursache für ganz dramatische Entwicklungen sein.

Wenn heute mehr Frauen als früher eine plastisch-chirurgische Korrektur ihrer Brust wünschen, so dürfte das überwiegend daran liegen, daß sie heute eher den Mut haben, über ihre Unzufriedenheit mit Brustgröße und -form zu reden. Ein Viertel aller Frauen ist mit dem Aussehen ihrer Brust nicht zufrieden, wobei die eine Hälfte die Brust als zu groß, die andere Hälfte diese als zu klein empfindet. Trotzdem hindern Sprachbarrieren und Hemmungen viele Frauen noch daran, einen Arzt um Rat wegen einer zu groß oder zu klein empfundenen Brust zu fragen. Häufig finden sich bei diesen Frauen auch andere die Persönlichkeit belastende Eigenschaften und psychosomatische Beschwerden.

Mitentscheidend für das Gefühl, mit dem eine Frau ihre Brust erlebt, ist das Vorbild und das Verhalten der eigenen Mutter. Die Mutter setzt Maßstäbe, bewirkt Einschränkungen, bemängelt, beneidet oder bestätigt die Entwicklung der Tochter. Gefühle und Verhaltensweisen werden übermittelt, Stolz oder Scham, Entblößen oder Verhüllen. Verständlich die Ambivalenz: Man versteckt die Brust und erwartet gleichzeitig Komplimente; man möchte, daß die Brust Beachtung findet, und scheut Männerblicke. Viele Frauen fühlen sich nicht durch sich, sondern erst über die Wirkung auf Männer als Frau. Viele Frauen überlassen es den Männern, ob sie sich selbst anhand der Beurteilung ihrer Busenform akzeptieren können.

Literatur

1. Freedman R (1989) Die Opfer der Venus/Vom Zwang schön zu sein. Kreuz, Stuttgart
2. Kinsey AC (1954) Das sexuelle Verhalten der Frau. Fischer, Frankfurt
3. Masters WH, Johnson VE (1970) Die sexuelle Reaktion. Rowohlt, Reinbek
4. Olbricht I (1985) Verborgene Quellen der Weiblichkeit. Die Brust – das enteignete Organ. Kreuz, Stuttgart
5. Wenderlein JM (1978) Die weibliche Brust. Sexualmedizin 7:307–311

5 Phantasie und Vorstellung

Das Bild, das der Mensch von seinem Körper hat, ist keineswegs objektiv. Es ist nur teilweise von realen Gegebenheiten abhängig und wird intensiv von psychologischen Faktoren, dem aktuellen Schönheitsideal, durch photographische und bildnerische Darstellungen und vieles andere beeinflußt. Je stärker das eigene Körperbild von dem objektiven Befund abweicht, um so wahrscheinlicher ist eine psychische Störung. Oft sind die vermeintlichen Deformierungen, z.B. auch der Brust, nur vorgeschoben wie andere Krankheitserscheinungen, und dahinter liegen verborgene Probleme, die nicht selten im sexuellen Bereich wurzeln.

Objektiv gesehen ist die Brust nur ein sekundäres Geschlechtsmerkmal, doch sie ist beladen mit vielen unterschiedlichen Bedeutungen und Phantasien. Die jugendliche, anmutige Brust ist *das* Symbol von Frau-Sein und wichtigstes erotisches Signal. Für viele Frauen symbolisieren Brüste eine angeborene Kraft, das Wesen der Frau – und vielleicht etwas überschwenglich – die Geheimnisse des Universums und ewiges Leben. Die Brüste sind Teil der persönlichen Macht der Frau. Eine Frau, die ihre Brüste akzeptiert, akzeptiert sich selbst und gewinnt dadurch viel Selbstsicherheit.

In vielen Fällen ist das Körperleben auf die Optik reduziert, auf das Bild vom Körper, auf die bildliche Vorstellung von sich selbst. Schönheitschirurgen, noch mehr die Psychotherapeuten, die eventuell ein Gutachten im Zusammenhang mit einer geplanten Brustkorrektur erstellen sollen, können darüber berichten, was oft höchst attraktive Frauen dazu bewegt, sich schmerzhaften und nicht ungefährlichen Operationen auszusetzen: Es ist der erstaunliche Mangel an Selbstwerterleben und Körpervertrauen. Relativ selten gelingt es, durch psychotherapeutische Intervention das narzißtische Defizit aufzufüllen, da sich diese Frauen gar nicht der unbequemen Arbeit in einer Psychoanalyse aussetzen. In den meisten Fällen setzen solche Frauen ihre grandios-perfektionistischen Vorstellungen durch und arbeiten, einer Süchtigen gleich, an der Optimierung ihres körperlichen Erscheinungsbildes.

Die seelisch Kind gebliebenen Frauen fühlen sich von ihren Müttern oder Mutter Natur stiefmütterlich ausgestattet und halten sich gleichzeitig für besonders sexy, obwohl sie unerlöste Dornröschenprinzessinnen sind [6, 7]. Ihren wirklichen Mangel, die partnerschaftliche Beziehungsfähigkeit, versuchen sie durch demonstrative Locksignale zu kaschieren. Die gestörte Beziehung zum eigenen Körper führt in der Regel zu einer gestörten Beziehung zum Körper des Partners. Menschen, die einseitig auf Optik und Darstellung ihres Körpers eingestellt sind, fehlt oft die Fähigkeit, Lust und Befriedigung durch ihren Körper im genitalen Bereich zu erleben.

Die Sexologen Alfred Kind und Curt Moreck [4] entwickelten eine Einteilung der Betrachtungsweisen, bei der einmal ästhetische Überlegungen überwiegen können oder die Brust als mütterliches, Nahrung spendendes Organ erlebt wird, zum anderen durch die Augen eines Liebhabers des Busens gesehen wird oder gar eines Mannes mit fetischistischen Neigungen.

Auch wenn das Schönheitsideal zeitlich und kulturell großen Schwankungen unterworfen ist und auch persönliche Vorlieben eine große Rolle spielen, so gibt es doch – wenigstens für einen begrenzten Kulturkreis – Kriterien dafür, wie die Brust der Frau idealerweise auszusehen hat.

Den Aspekt der mütterlichen Brust verdeutlicht am ehesten die stillende Frau mit Kind. Sie symbolisiert – insbesondere wenn überzählige Brüste dargestellt werden – Fruchtbarkeit, Reichtum, Spendenfreudigkeit (Abb. 13).

Schon 1933 beschrieben die Wiener Psychoanalytiker E. Bergler und L. Eidelberg [1] den sogenannten Mammakomplex des Mannes. Sie verstehen

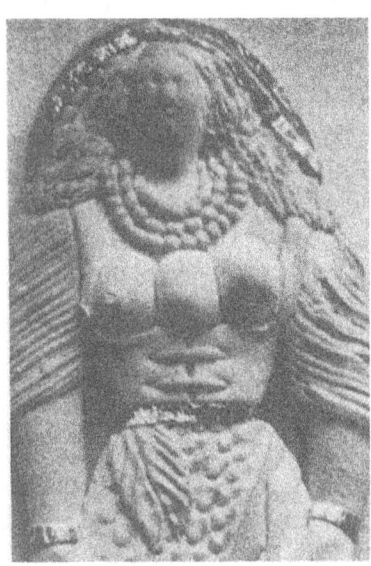

Abb. 13. »Pandolce de Ponilles« ist ein süßes Gebäck aus Italien – vor allem in der Gegend südlich von Neapel.

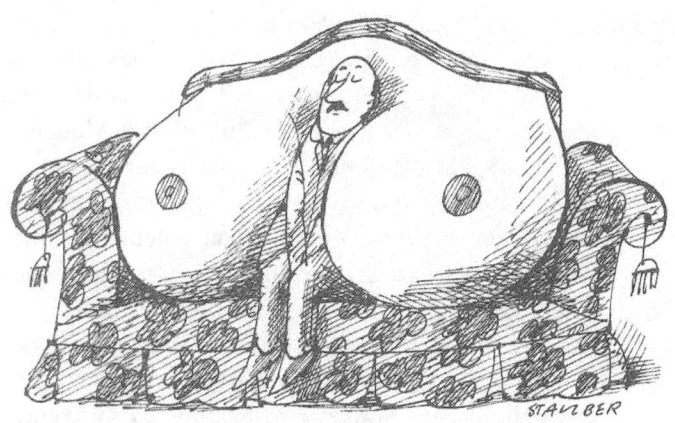

Abb. 14. Stichwort Mammakomplex.

darunter die Gesamtheit der Reaktionen, die als Folge der Brustentwöhnung in der Psyche entstehen. Die männlichen Patienten empfinden einen intensiven Haß gegen die Mutter und weisen orale Charakterzüge, also die Gier nach Essen, Trinken, Lutschen, Saugen, Beißen, auf. Oft ist das Interesse für die weibliche Brust verdrängt. Die narzißtischen Männer neigen zu einer primitiven Identifizierung, bei der Verschmelzungstendenzen überwiegen, d.h. sie wollen ganz in der Mutter, später in der Frau aufgehen [8].

Der mütterliche Körper kann dem Kinde Nähe, Geborgenheit und Wärme vermitteln, aber auch Versagung, Traurigkeit und Feindseligkeit. Der erwachsene Mann wird von der nährenden Mutter-Frau weiter infantil gehalten, und hochgradige Störungen der Ich-Funktionen können die Folge sein (Abb. 14).

Die gegenläufigen Botschaften von der gleichen Person, der Mutter, führten zur Theorie von Mela-

nie Klein [5] über die Spaltung der Brustrepräsentanz in Gut und Böse. Damit ist auch das Bild von der Mutter (Imago) in einen guten und bösen Aspekt gespalten, was beim Jungen und Mädchen zu Zwiespältigkeit und Ambivalenz führen kann.
Während der Junge, der sich gegen das Erwachsenwerden unbewußt wehrt, mit einem Mammakomplex behaftet sein kann, läuft das junge Mädchen, das das Wachsen der Brüste nicht in sein Körperschema integrieren kann, Gefahr, an einer Anorexia nervosa (Magersucht) zu erkranken. Die Einstellung von Frauen und Männern zum weiblichen Busen wird geprägt durch die Art, wie die Mutter mit ihrem Körper umgeht, ob sie Selbstverständlichkeit und Verfügbarkeit vermitteln kann oder nicht [9].

Wird ein Teil des Körpers oder ein Gegenstand zur Repräsentation des Ganzen als Liebesobjekt gewählt, so sprechen wir vom Fetischismus. Zwischen Normalität und dieser Perversion gibt es jedoch viele Übergänge. Schließlich enthält jedes Liebesvorspiel fetischistische Züge. Krankheitswert erhält allerdings der Busenfetischismus, wenn z.B. ein Mann nur in der Liebe zu Frauen mit großen Brüsten potent ist. Betrifft die Perversion lediglich die Umhüllung des Busens, so sprechen wir von einem Wäschefetischismus.

Auch ansonsten stoßen wir im Zusammenhang mit der Brust immer wieder auf in der Psychotherapie und Psychoanalyse geläufige Begriffe wie z.B. Berührungstabu, Verstümmelungsangst, Verleugnung, Isolierung, Verdrängung usw. Dies ist Ausdruck dafür, wie leicht Vorstellungen im Zusammenhang mit der Brust das Unterbewußtsein tangieren.

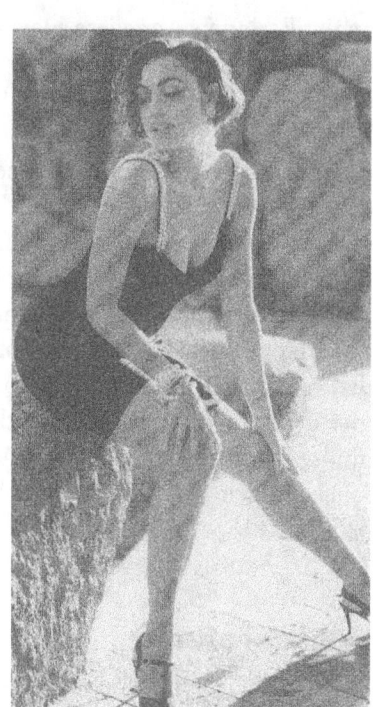

Abb. 15. Weibliche Reize, bewußt zur Schau gestellt.

Attraktive Frauen sind sich sehr wohl der Wirkung ihrer weiblichen Formen bewußt und setzten diese gerne ein, um den potentiellen männlichen Partner durch Verweigerung dieser Reize zu manipulieren (Abb. 15). Manche kurvenreiche Damen schüchtern bewußt Männer ein, wollen sie beherrschen und mit ihrem geballten Sex-Appeal überwältigen. Mit der Üppigkeit des zur Schau gestellten Körpers will der »männermordende Vamp« Macht demonstrieren, ganz ähnlich wie dies Männer in ihrem alltäglichen Imponiergehabe auch tun.

Weiblichkeit wurzelt in der Empfindungswelt, die der Körper vermittelt, z.B. als Lust und Unlust, Begehren und Abscheu, Gut und Böse, betonen die beiden Psychoanalytikerinnen Anneliese Heigl-Evers und Brigitte Weidenhammer in ihrem Buch Der *Körper als Bedeutungslandschaft* [3]. Geschlechtliche Identität erwirbt sich der Mensch nur über schmerzhafte, konflikthafte Trennungserfahrungen und die Prozesse des Sich-Unterscheidens. Aus kindlicher Abhängigkeit reift die Frau durch ein produktives Verarbeiten der inneren Trennung von den Eltern zu stabiler weiblicher Geschlechstidentität.

Die Bestimmung des Weiblichen und der Weiblichkeit anhand der Aufzählung von Geschlechtsunterschieden haben die Psychoanalyse und andere Theorien immer wieder versucht. Im wesentlichen geht es auch heute immer noch darum, welchen Wert man den »biologischen Folgen des Geschlechtsunterschiedes« (Freud [2]) beimißt.

Literatur

1. Bergler E, Eidelberg L (1933) Der Mammakomplex des Mannes. Int Psychoanal 19:547–583
2. Freud S (1964) Einige psychische Folgen des anatomischen Geschlechtsunterschiedes. GW IIV
3. Heigl-Evers, Weidenhammer B (1988) Der Körper als Bedeutungslandschaft. Die unbewußte Organisation der weiblichen Geschlechtsidentität. Huber, Bern
4. Kind A, Moreck C (1930) Gefilde der Lust. Verlag für Kulturforschung, Wien
5. Klein M (1985) Frühstadien des Ödipuskomplexes. Fischer, Frankfurt
6. Krautschik A (1988) Was Narzißten vom Arzt verlangen. Sexualmedizin 17:183–188
7. Olbricht J (1985) Verborgene Quellen der Weiblichkeit. Die Brust – das enteignete Organ. Kreuz, Stuttgart
8. Springer-Kremser M (1985) Die erotische Bedeutung der Brust. Sexualmedizin 14:180–188
9. Winnicott DW (1974) Reifungsprozesse und fördernde Umwelt. Kindler, München

6 Die Brust als optisches Signal und in der Werbung

Brüste erregen Aufmerksamkeit. Brüste sind durch ihre symbolträchtige Augenfälligkeit das eigentliche Wahrzeichen des weiblichen Geschlechts. Männer haben die große, feste, wohlgeformte, sinnlich erregbare und erregende, eigenwillig bei jeder Bewegung schaukelnde Brust zum Fetisch erhoben. Brüste stehen ganz im Dienst männlicher erotischer Befriedigung. Eine Frau mit großen Brüsten gilt als sexuell ansprechbarer als eine flachbrüstige. Beim Anblick von Brüsten, die präsentiert werden wie zwei Orangen auf einer Schale (Abb. 16) oder die gewaltig nach vorne gerichtet sind wie zwei Raketen auf der Abschußrampe, vergißt man leicht, daß diese männerstimulierenden Gebilde eigentlich als Nahrungsquelle für hilflose Säuglinge gedacht sind. Nicht nur in der Stripteaseshow dominieren die dekorativen, provokativen »Lollos«.

Die Ästhetik der Weiblichkeit ist nicht unbedingt identisch mit dem natürlichen Frau-Sein. Doch viele Frauen zwängen sich in die lebenslängliche Fessel von Modetrends. Mal ist es das Korsett, mal die Schlankheitskur. Irgendwer gibt immer Idealmaße an. Um die Jahrhundertwende sollten es 91-66-97 sein, in den Fünfzigern 89-64-89. Mal hieß das Idol Marylin Monroe, mal Twiggy.

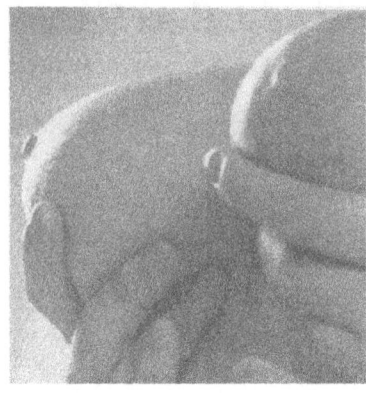

Abb. 16. Präsentation der Brüste, nicht nur in der Pornographie.

Viele Männer werden durch den Anblick oder die Berührung der weiblichen Brust stärker erotisch erregt als durch den Anblick oder die manuelle Berührung der weiblichen Genitalien. Für die meisten Männer ist es ein ästhetisches Vergnügen und oft ein Auslöser für Triebregungen, pralle, vorspringende, wippende Brüste zu beobachten. Die Natur hat beabsichtigt, daß die optischen Signale des weiblichen Körpers das vitale Interesse des Mannes finden. Diese »Signalreize« [2] sollen eine biologische sinnvolle Partnerwahl garantieren.

Die deutlich vom Körper abstehenden Brüste sind vom Instinktgefüge her auf das Auge bezogen und werden vom Mann als schön, attraktiv, anregend empfunden. Die provokative Darbietung der erotischen Signale, etwa durch tiefes Einatmen und das damit verbundene Heben und Vorstrecken der Brüste, das Wehenlassen der langen Harre, das Hüftwackeln, ist primär nichts Instinktwidriges oder gar Unanständiges.

Schönheit ist für das Auge da und will gesehen werden. Dem entspricht die legitime weibliche Neigung zur Exhibition und der ebenso legitime männliche

Schautrieb. Daß damit in der Werbung und der Vergnügungsindustrie Schindluder getrieben wird, steht auf einem anderen Blatt. Wenn Feministinnen die biologischen Gegebenheiten so nicht wahrhaben wollen und darin nur die Degradierung der Frau zum männlichen Sexualobjekt sehen, dann hat diese Nutzbarmachung für kommerzielle Zwecke großen Anteil daran.

Das Verdecken der sekundären Geschlechtsmerkmale und die Heimlichtuerei der Hochkulturen haben die Neugier geschürt und damit auch die weibliche Brust noch erregender werden lassen. Das ist jedoch ein intellektueller und kein primär instinkthafter Vorgang. Es gibt Volksstämme, in welchen die weibliche Brust eine sehr geringe erotische Bedeutung für die Männer besitzt. In Kulturen, in denen die Brust unverhüllt ist, findet sie in der Regel wenig Beachtung. Es wird auch behauptet, daß amerikanische Männer außergewöhnlich stark an weiblichen Brüsten interessiert sind, während die Europäer dem weiblichen Gesäß ein stärkeres Interesse entgegenbringen [1, 5].

Bei allen höheren Säugetieren, einschließlich der Menschenaffen, findet die Paarung von hinten statt. Zur Zeit der Brunst schwellen bei vielen Arten, besonders deutlich bei Pavianen, die Gesäßschwielen leuchtend rot oder blau an (»sex-skin«) und zeigen dem Männchen den Weg zum nach hinten orientierten Scheideneingang. Im Zuge der jahrmillionenlangen Körperaufrichtung der Hominiden kam es dazu, daß bei der Begegnung der Geschlechter sich nun die Partner frontal zuwenden konnten. Aus den unscheinbaren Brustknospen der Primatenweibchen entwickelten sich im Laufe der Menschheitsgeschichte die auffällig vorstehenden und bei Bewegung wippenden Halbkugeln, die die Blicke der Männer magnetisch anziehen und ihnen signalisieren, daß hier eine potentielle Geschlechtspartnerin ist.

Die enorme Faszination, die die weiblichen Brüste auf den Mann ausüben, ist jedoch nicht allein erklärbar durch die entwicklungsgeschichtlichen Überlegungen zur menschlichen Körperaufrichtung. Irgendwann hat sich die Funktion des Busens als erotisches Signal noch dahingehend erweitert, daß die Brüste zu wichtigen erogenen Zonen mit einem beachtlichen Lustpotential wurden. Die Einbeziehung der Brust ins Liebesspiel der Menschen ist keineswegs selbstverständlich, denn nirgendwo bei den Säugern gibt es eine Parallele.

Schließlich hat die fortschreitende Urbanisation und Domestikation zu einer zunehmenden Verkindlichung beim zivilisierten Menschen geführt. Dadurch behielten die für das Kleinkind so wichtigen Brüste auch für den erwachsenen Mann ihre emotionale Bedeutung [4]. Die Glorifizierung der weiblichen Brust hat einen deutlich infantil-verspielten Zug. Der Surrogatcharakter der Brust wird auch dadurch belegt, daß dem Busenkult eindeutig ein Hauch von Fetischismus anhaftet.

Busen und Weiblichkeit sind in der Phantasie des Mannes eng miteinander verbunden. Die weiblichen Brüste sind etwas sehr Verlockendes. Bei der Kontaktaufnahme gilt der erste oder einer der ersten Blicke der Brust. Frauen ohne Brust werden eher als unattraktiv empfunden. Aber auch der zu gewaltige Busen und die Hängebrust stoßen den Mann eher ab. Diesem »toten Fleisch« gegenüber fühlt er sich ohnmächtig. Die meisten Männer schätzen einen prallen, festen, wohlgeformten, schon relativ großen Busen, der den Körperbewegungen harmonisch folgt. Diese Lebendigkeit und Selbstverständlichkeit der weiblichen Rundungen vermitteln dem Mann am ehesten zärtliche und sexuelle Gefühle.

Die Einbeziehung von sekundären Geschlechtsmerkmalen in Werbung und Kundenfang ist keineswegs eine Erfindung des Marketings unserer heutigen Industrie. Solche Sex-Signale sind von der Natur vorgegeben und sind seit jeher in der Biologie üblich und legitim.

Die neuen Medien, die das Visuelle überwerten, die unzähligen Möglichkeiten von Film und Fernsehen, stimulieren jedoch selbstvergötternde Qualitäten erheblich. Immer häufiger beziehen wir unser Selbstverständnis statt aus eigenen Erlebnissen aus uns vorgesetzten, angelernten Vorstellungen.

Das Phänomen Werbung fasziniert und beunruhigt gleichermaßen. Alle Wirtschaftszweige, die politischen Parteien, selbst die Kirchen bedienen sich ihrer. Kritiker sprechen von geheimer Verführung, von Manipulation, von Verschwendung und Fehlleistung.

Hinsichtlich der Werbeauswirkung wird die emotionale Ansprechbarkeit meist der intellektuellen vorgezogen. Suggestivierende Beeinflussungsformen überwiegen die informierenden. Werbung soll Spaß machen.

Einen Gegenstand mit harmonischer Weiblichkeit zu versehen, gar noch mit einem Schuß Lust und Sexualität, kann im Sinne der Werbemacher nur Aufwertung für das Produkt bedeuten. So ist die weibliche Brust ohne Frage das Organ, welches von Fotografen und Werbefirmen am häufigsten als Sinnbild weiblicher Reize eingesetzt wird.

Die Feministinnen haben recht, wenn sie kritisieren, daß die Art der Darstellung der Frau in der Werbung der männlichen Phantasie entspricht. Die Frauen würden herabgesetzt und benutzt, sagen sie. Die Kritik stößt sich an der Werbebotschaft: Wer Brüste hat, ist ein Objekt und verfügbar.

Die Werbung soll Wünsche wecken. Wirbt sie mit dem nackten weiblichen Körper, so wird natürlich gleichzeitig beim (männlichen) Betrachter auch der Wunsch nach der »Benutzung« des schönen Körpers ge-

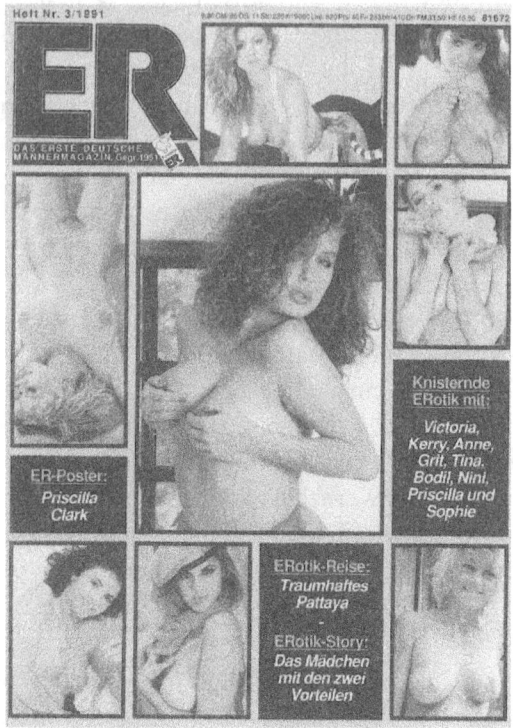

Abb. 17. Titelseite »ER«.

weckt. Die Werbung trägt mit dazu bei, daß das Aussehen der Brust den Wert der Weiblichkeit bestimmt.

Daß Männermagazine mit (fast) nackten Frauenkörpern und insbesondere die männlichen Kunden ansprechenden Abbildungen von Brüsten werben, ist eine Tatsache, die wir heute als selbstverständlich hinnehmen (Abb. 17).

Aber auch die meisten anderen Zeitschriften hoffen zu Recht mit schönen Frauen auf dem Titelbild auf

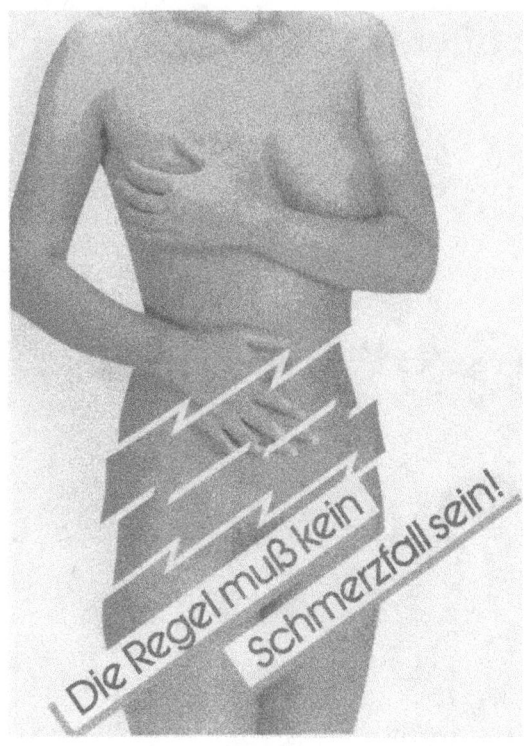

Abb. 18. Werbung für das Präparat Dysmenalgit gegen Regelschmerzen.

einen besseren Verkauf ihres Produktes. Auch wenn die Zielgruppe Frauen sind, wie z.B. bei Vogue und Cosmopolitan, werden gerne die Brüste der Titelfrauen deutlich in den Blickpunkt gestellt.

Auch die Kosmetikindustrie läßt kaum eine Möglichkeit aus, um die »sensible Pflege für die zarte Haut« oder die Vorzüge des »Waschens ohne Seife« zu untermauern, den nackten Busen ins rechte Licht zu rücken.

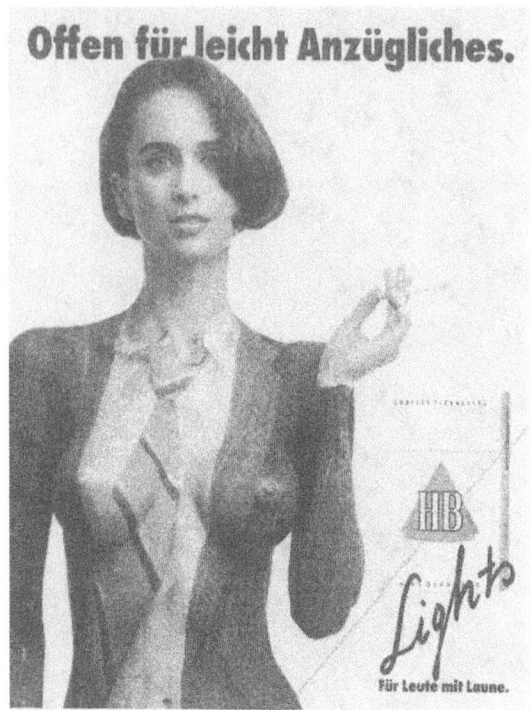

Abb. 19. HB-Werbung.

Aber auch wenn der Angriffspunkt des beworbenen Präparates etwas weiter wegliegt, wie z.B. bei Medikamenten gegen Regelschmerzen, Ekzeme oder Hühneraugen, bedient man sich am liebsten der Ablichtung eines wohlgeformten Busens (Abb. 18).

Rauchen und Trinken haben ebenfalls auf den ersten Blick nichts mit der weiblichen Brust zu tun, die Werbung jedoch sieht das etwas anders. Eine bekannte Zigarettenmarke ist »offen für leicht Anzügliches«, (Abb. 19) und der feinherbe Geschmack eines bestimmten Bieres kommt erst durch die Kombination mit der höchsten weiblichen Güteklasse so recht zur Entfaltung. Selbst die Hersteller von Video-Kameras oder Kontaktlinsen können sich dem Sog gerundeter Weiblichkeit nicht entziehen (Abb. 20).

Im Autogeschäft hat die Gegenüberstellung von Qualität und Weiblichkeit Tradition. Selbst Nobelfirmen scheuen sich nicht, das Kraftpaket, den dezent gekleideten Herrn und die Nackte auf eine Doppelseite zu bringen. Ein spritzig-schneller Cabrio und der Blick auf nur andeutungsweise verdeckte, üppige Brüste: Im Handumdrehen könne uns dieser Traum erfüllt werden, und alle würden uns beneiden.

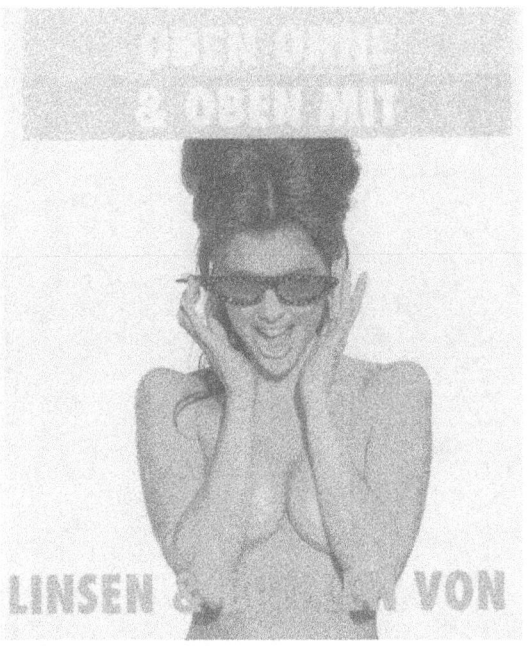

Abb. 20. Werbung für Kontaktlinsen und Brillen eines Mannheimer Optik-Geschäfts.

Literatur

1. Brownmiller S (1984) Weiblichkeit. Fischer, Frankfurt
2. Eibl-Eibesfeld I (1967) Grundriß der vergleichenden Verhaltensforschung. Piper, München
3. Huber R (1977) Sexualinstinkt und ästhetisches Trauma. Sexualmedizin 5:369–382
4. Huber R (1984) Die weibliche Brust: Fascinosum und Surrogat. Sexualmedizin 13:587–590
5. Kinsey AC (1954) Das sexuelle Erleben des Mannes. Fischer, Frankfurt
6. Morris D (1920) Der nackte Affe. Droemer/Knaur, München
7. Winnicot DW (1974) Reifungsprozesse und fördernde Umwelt. München

7 Was Frauen über ihre Brüste denken

Kein Körperteil wird so sehr von angedichteten, gemalten und photographierten Kurven der Vollkommenheit terrorisiert wie die Brust. Millionen Frauen haben den Traum vom vollendeten Busen im Kopf. Denn die meisten sehen ihre Brüste nur mit den Augen der Männer. Sie wissen, ihr Urteilsspruch über ihren Busen ist ausschlaggebend für Liebe und Anerkennung, die ihnen auf Anhieb ohne eigenes Dazutun zuteil wird. Brustgeschichten sind immer auch Lebensgeschichten (Abb. 21, [1].

Was Frauen anstellen, um den Traumbusen zu bekommen oder vorzutäuschen, liest sich wie ein Leitfaden der Selbstverstümmelung. Durch wattierte BHs, Schaumgummibrüste, Muskeltraining und Freßattacken, durch Hormone, Silikonkissen und schmerzhafte Operationen versuchen immer wieder Frauen, ihre normal entwickelten Brüste denen von Busenstars anzupassen.

»Je größer der Busen, um so leichter das Trampen«, berichten Frauen, die es wissen müssen. Der Slogan »Je kleiner die Brust, um so mehr hat die Frau im Kopf«, ist dagegen keineswegs wissenschaftlich untermauert.

Die amerikanische Fotographin Daphna Ayalah und der Psychologe Isaak Weinstock sprachen mit über

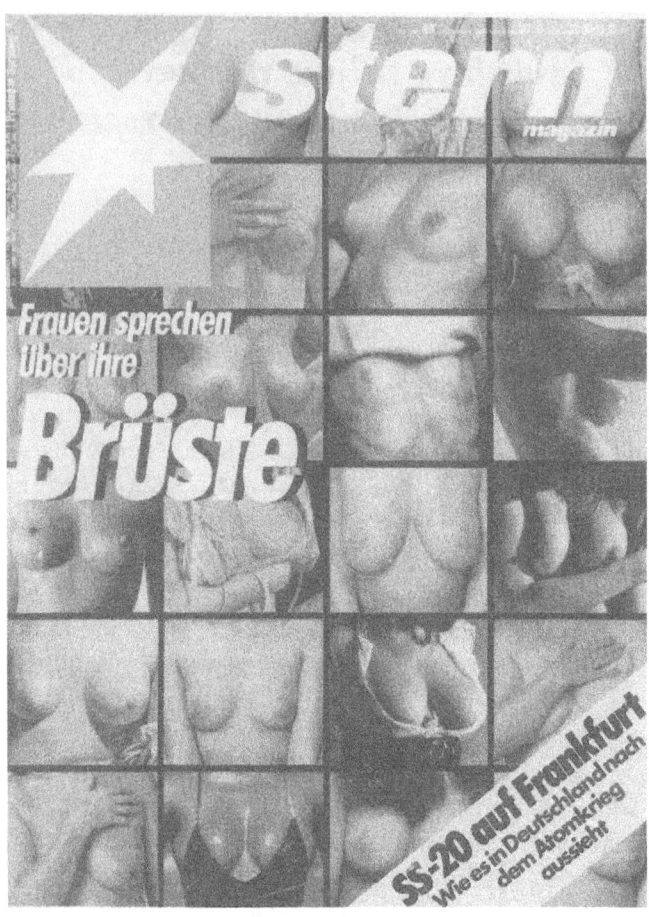

Abb. 21. Brüste können ganz unterschiedlich sein. (Titelbild des *Stern*, Heft 49/1983).

100 Frauen über ihre Brüste und fotografierten sie. Die meisten der nachfolgenden Zitate sind diesem Buch [2] entnommen.

Vielen Frauen ist durch eine als unvollkommen erscheinende Brust das ganze Leben vermiest. Da sagt z.B. eine 80jährige Frau:

> »Ich habe mich wegen meiner Brüste mein ganzes Leben lang geschämt. Ich habe sie gehaßt. Sie waren für meinen schmalen Körper zu groß, wie Kuheuter.«

Doch auch Fotomodelle, deren Brüste der gerade angesagten Idealkurve sehr nahekommen, haben ihre Probleme. So berichtet ein 22 Jahre altes, amerikanische Modell:

> »Die perfekte Mannequingröße ist 32B. Die meisten Modelle sind flach, aber ich habe große Dinger und hab dadurch 'ne Menge Jobs nicht gekriegt. Ich wurde immer verklemmter wegen meiner Brüste, aber jetzt für die Nacktarbeit sind sie von Vorteil. Oft werden die Brüste vor den Aufnahmen geschminkt, mit Öl eingerieben, die Brustwarzen mit Lippenglanz angemalt. Und steife Nippel gelten als das Ding überhaupt. Deshalb halte ich Eis oder irgendwas anderes Kaltes an sie dran, um sie hart zu kriegen.«

Das Leid hunderttausender Frauen spricht aus folgendem Auszug:

> »Es zählt das, was vorne dran ist. Das hab ich wirklich erlebt. Ich habe Brüste als Visitenkarten angesehen. Als ich jung war, galt Flachbrüstigsein

gesellschaftlich als Krankheit. Es machte nicht nur mich betroffen, sondern jeden um mich herum. Ich durfte es noch nicht einmal meinen Freunden gegenüber erwähnen. Kam ich doch einmal darauf zu sprechen, so leugneten sie es und reagierten, als ob Flachbrüstigkeit etwas Schreckliches wäre. Wie ein Fluch, der auf mir lastete. – Schließlich kaufte mir meine Mutter einen BH mit sehr viel Auspolsterung, später, obwohl ich nichts Unechtes tragen wollte, einen Schaumgummibusen. Ich suchte Zuflucht zu allen möglichen Geschichten. Ich ließ mir einen 'Busenentwickler' schicken, der sich als Springseil entpuppte. Eine Ärztin versuchte mich mit bescheuerten Geschichten zu trösten, ein Gynäkologe verschrieb mir die Pille, es tat sich gar nichts. – Kannst du dir vorstellen, wie es ist, wenn dir ein Typ leidenschaftlich über deinen Gummibusen streichelt?«

Ein völlig anderes Gefühl des Frauseins bekommt dagegen ein Mädchen mit vollen Brüsten vermittelt. Die 27jährige Schauspielerin Virginia erzählt:

»Brüste sind etwas Symbolisches für mich. Für die Entwicklung meines Charakters war der Knackpunkt immer meine Brust, immer! In mir steckt sowohl eine Verführerin als auch eine Hexe. Ich reize Männer mit meinen Brüsten und dann entziehe ich sie ihnen. Meine Brüste sind immer zur Schau gestellt, weil ich diese erotische Spielerei beim Sichkennenlernen sehr genieße, und meine Brüste sind ein erotischer Teil von mir. Meine Brüste sind ein Geheimnis, etwas Heiliges, so eine Art Tempel. Deshalb entblöße ich meine Brüste auch nie ganz, es muß immer noch etwas zu ahnen bleiben. Wenn meine Brüste teilweise bedeckt sind, sind sie viel erregbarer als wenn sie ganz nackt sind. Ich habe durch das Berühren meiner Brüste viel mehr über die Liebe zu mir selbst gelernt als durch sonst irgendwas. Ich berühre meine Brüste aber noch lieber, wenn ich mir dabei im Spiegel zusehen kann. – Ich bin verrückt nach BHs, sie sind der lustige Teil meines Anziehrituals. Es macht mich richtig scharf einen französischen BH zu tragen, der ist tief ausgeschnitten und schiebt den Busen nach oben. Ich finde es sexy, meine Brüste zur Schau zu stellen. Meine Kleidung ist eher aufreizend, durch ein tiefes Dekolleté oder etwas ähnliches. Manchmal kaufe ich mir sogar Blusen und schneide sie noch weiter aus. – Ich zahl einen Preis für diese Freiheit, weil ich ständig, aber wirklich ständig von Männern auf der Straße angequatscht werde. – Alle wichtigen Erlebnisse in meinem Leben haben etwas mit meiner Brust zu tun, weil meine wichtigsten Erlebnisse immer mit Leiden und Leidenschaft zu tun hat.«

Für Frauen, die in der Vergnügungsindustrie tätig sind, sind große Brüste bares Geld. Das Call-Girl Rose:

»Meine Brüste sind riesig! Ich bin für immer die Attraktion für 'Brustmänner'. Die meisten Männer, die ich treffe, interessieren sich mehr für meinen Busen als für irgendeinen anderen Körperteil. Sie fühlen sich stolz, wenn sie mit mir zusammen sind, ich bin wie ein Orden, den sie zeigen können. Oh, sie werden rasend wegen meiner Brüste! Viele Männer, die ich kenne, haben mir erzählt, daß sie

Brüste so sehr lieben, daß sie auch gerne welche hätten. – Wegen meiner großen Brüste hab ich mich immer als Sexsymbol gesehen. Jeder andere auch. Und das gab mir natürlich überhaupt keinen Ansporn, mein Hirn in Gang zu setzen und an eine berufliche Karriere zu denken. Mit diesem Vorbau war es natürlich sehr einfach, Verabredungen zu kriegen. Andauernd wollten sie sich mit mir verabreden, mit mir essen gehen und alles. Es war sehr einfach, Call-Girl zu werden, mit so einem Busen. Eben weil die Männer darauf abfuhren! Ich begleitete auch Männer zu vornehmen Parties und überall ist mein Busen das erste, was Männer sehen. Sie betrachten mich als Schmuck, vielleicht als so eine Art Sportwagen. Ich hab durch meine Brüste sehr viel über Männer gelernt, wie dumm, wie unreif und kindisch sie sind. – Ich habe mich mit meinen Brüsten immer sehr sexy gefühlt, aber es ist noch mehr als das, meine Brüste geben mir Macht! Ist auch 'ne Art Sex, oder? Ich liebe es, diese Macht gegen Männer zu benutzen, weil ich sie im Grunde wirklich hasse. Ich hasse Männer dafür, daß sie mich nur wegen meines Aussehens lieben. Ich habe mir oft überlegt, ob mein Leben wohl ganz anders verlaufen wäre, wenn ich nicht diese riesigen Brüste gehabt hätte.«

Hört man diese Schilderungen, so fällt es schwer, von dem Ringelpiez um makellose Brüste, von den sexuellen Appetithappen für den Mann, wieder zum eigentlichen Sinn der Brust zurückzufinden. Allzuleicht bleibt da die Biologie auf der Strecke. Viele Frauen werden sich durch Schwangerschaft und Stillzeit erst der Vielfalt ihrer Körperfunktionen bewußt. Viele Frauen genießen es, die Brüste praller zu fühlen und registrieren voll Stolz die dunkle Verfärbung von Brustwarze und Warzenhof. Sie sind glücklich, daß die Brust nun eine funktionelle Bedeutung bekommt und nicht mehr nur einfach dekoratives Objekt ist.

Eine junge Mutter sieht das so:

> »Als ich das erstemal stillte, war es erstaunlich. Da war dieser kleine Mund an der Brust, und natürlich war er sehr gierig. Die Lippen des Babys sind warm und arbeiten an der Warze, die Hände manipulieren die Brust, und dein ganzer Körper antwortet. Plötzlich wird dir klar, daß du mit deinem Körper den eines anderen Menschen ernährst. Du wußtest es, du hast es schon gesehen und hast immer und immer wieder davon gehört – aber nie weißt du es so genau wie in dem Augenblick, wo es deine Brust ist, dein Baby ist.«

Viele kleine Mädchen werden auch heute noch darauf getrimmt, daß sie wettbewerbsfähig sein müssen, und zwar mit ihrem Körper und nicht etwa mit ihrem Verstand.

Ein besonderes Problem ist für viele Frauen das Erschlaffen der Brüste. Eine erst 28 Jahre alte Frau erinnert sich, wie gut sie noch vor einigen Jahren einen Leopardenfellbikini ausfüllte:

> »Mein Busen quoll geradezu oben raus – eine wahre Pracht! Ich habe diesen Bikini heute noch, aber wenn ich ihn jetzt anziehe, habe ich mehr Stoff in der Hand als Busen. Ich könnte losheulen, wenn ich daran denke, wie meine Brüste mal waren.«

Wenn Frauen dann auch noch gesagt bekommen, wie häßlich ihre hängenden Brüste aussehen, wird das Leben leicht für sie zur Hölle. Die Freiheit, ohne BH herumzulaufen, ist vorbei. Das Schlafferwerden des Busens erinnert die Frauen ständig ans Älterwerden.

Die Gefühle vieler Frauen gerade ihren Brüsten gegenüber sind sehr ambivalent. Das Berührtwerden an der Brust erzeugt Schuld und Stolz, Angst und Wollust. Die dreifache Aufgabe, daß Brüste zum Stillen der Babies, zum Vergnügen der Männer und zu eigener Lust da sind, bereitet schon Probleme genug. Kommt dann noch die Furcht vor Krankheit und erhebliche Abweichungen von der Idealform hinzu, dann fällt es vielen Frauen schwer, ihre Brüste in ihr Körperbild zu integrieren.

Literatur

1. Entweder zuviel oder zuwenig zum Glück. Frauen sprechen über ihre Brüste (1983) Stern 49:30–36
2. Ayalah D, Weinstock J (1983) Brüste. Frauen sprechen über ihre Brüste und ihr Leben. Courage Frauenverlag Berlin

8 Die Verpackung der Brust

Für viele Männer bedeutet das ganze Arsenal weiblicher Verpackung einen stärkeren erotischen Reiz als die nackte Realität selbst. Für Mädchen ist der erste BH in der Phase des Heranwachsens ein entscheidender Markierungspunkt auf dem Weg zum Frausein. Manche erwachsenen Frauen dagegen verzichten wieder auf etwas so Beengendes wie den Büstenhalter.

Wir beginnen mit dem Einfachen, der Funktion des Büstenhalters, der eigentlich Brusthalter heißen müßte. Der BH soll der Brust Halt geben und sie stützen, ohne die natürliche Bewegung allzusehr einzuschränken. Die Ansicht, daß der Verzicht auf einen Büstenhalter zu einer schöneren Brust führt, weil dadurch der Brustmuskel gekräftigt wird, ist sicher nicht richtig.

Lediglich junge Mädchen und Frauen mit relativ kleinen Brüsten und einer guten Elastizität der Haut können auf einen BH ganz oder zeitweise verzichten. Je größer die Brüste sind, um so wichtiger ist das Tragen eines BHs. Schwere Brüste überdehnen sonst sehr bald die Haut, die das Gewicht allein nicht tragen kann. Deshalb ist es sinnvoll, wenn auch schon junge Mädchen mit großen Brüsten einen BH tragen. Verstärkungen durch Metall- oder Plastikbügel sollten jedoch außerhalb der Brustrundung liegen und nicht zu spüren sein.

Der BH sollte insgesamt nicht zu fest und starr sein, da das haltgebende Brustbindegewebe für seine Entwicklung und Kräftigung schon einen gewissen Bewegungsreiz braucht. Ein Finger sollte noch ohne Schwierigkeiten zwischen BH und Haut zu schieben sein, sonst ist er zu klein. Die Rundung des Körbchens sollte mit der unteren Umschlagfalte der Brust abschließen. Der Büstenhalterträger darf bei der nicht übergewichtigen Brust keine Druckstellen auf den Schultern hinterlassen.

Ein BH, der zu Sport und Gymnastik getragen wird, muß stabiler sein, eine feste Seitenführung haben und sollte nach oben nicht zu weit offen sein. Besonders ruckartige Bewegungen führen, vor allem bei etwas größeren Brüsten, zu starken Belastungen des Gewebes.

Oft werden allerdings an den BH Erwartungen geknüpft, die er nicht erfüllen kann. Er kann z.B. die zu kleine Brust nicht herauslocken und zum Wachstum animieren und er kann auch nicht das Schlaffwerden verhindern.

Natürlich ist der BH weit mehr als ein haltgebender Gebrauchsgegenstand. Er bedeutet Schutz vor Ängsten, er verkörpert Reife und Vollwertigkeit, er ist ein Objekt der Macht und er ist ein Fetisch. Fetisch bedeutet Zaubermittel, ein mit magischer Kraft erfüllter Gegenstand.

Das Korsett (Abb. 22) mit Stäben aus Stahl oder Fischbein sollte die Brüste heben, die Taille einschnüren und die Hüften verbreitern. Es führte nicht nur zu einer hoheitsvollen Haltung, es brachte die Damen auch in arge Atemnot. Noch im 19. Jahrhundert glaubte man, das Rückgrat, die Muskulatur und die Taille der Frau seien zu schwach, um das Gewicht von Brüsten und Bauch zu halten. In Wirklichkeit verhielt es sich wohl umgekehrt, daß das straffe Korsett die Bewegungs-

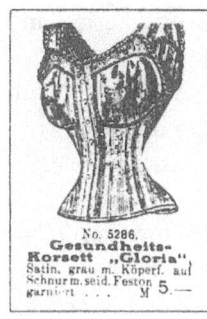 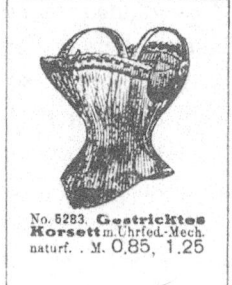 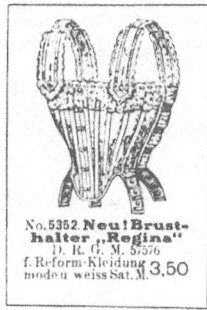

Abb. 22. Korsetts.

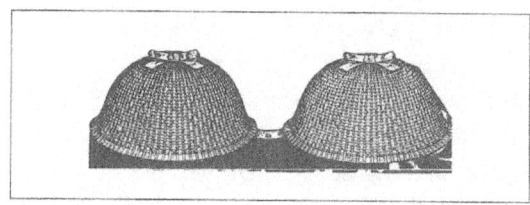

Abb. 23. Der erste BH.

fähigkeit der hochgestellten Damen so sehr beeinträchtigte, daß ihre Muskeln wegen Nichtbenutzen verkümmerten.

Das Erscheinen in der Öffentlichkeit ohne die Panzer war identisch mit einem liederlichen Lebenswandel. Zur von der Doppelmoral erwarteten altmodischen Verführung gehörte das Zeremoniell des schrittweisen Lösens von Gürteln, Schnallen, Haken und Ösen.

Der »Apparat der Lüste«, wie der Büstenhalter auch genannt wurde, ist allerdings noch keine 90 Jahre alt. »Die Bruststütze ohne Unterteil« wurde erst 1905 von dem schwäbischen Schneider Wilhelm Meyer-Ilscher erfunden. Seither ist er aus der Geschichte der Unterwäsche nicht mehr wegzudenken (Abb. 23). Jede Modeströmung schlägt sich auch in Form, Material und Verarbeitung des Büstenhalters nieder.

Das Korsett, dessen Oberteil so gestaltet war, daß es die Brüste aufnahm und stützte, hatte in den turbulenten Jahren des Ersten Weltkrieges, als die Frauenemanzipation begann, ausgedient. Der Sanduhrkörper wurde von einer schlankeren, weniger betonten Figur abgelöst. Frauen allerdings mit zu viel Brust blieb nichts anderes übrig, als den Busen flach zu binden, wenn sie die jetzt moderne, locker hängende Pariser Mode tragen wollten. Als in den 30er Jahren wieder Brüste und Taille gefragt waren, präsentierte sich das Korsett als zweiteilige Lösung, oben der BH, unten das Mieder.

In den 50er Jahren trug man extrem spitze BHs unter engen Pullovern (Abb. 24). Um die Kurven von Jane Russell in dem Film *The Outlaw* (*Geächtet*) zur vollen Geltung zu bringen, ließ der amerikanische Milliardär Howard Hughes eine spezielle Büstenhebe für sie konstruieren. Selbst Jayne Mansfield die das Holly-

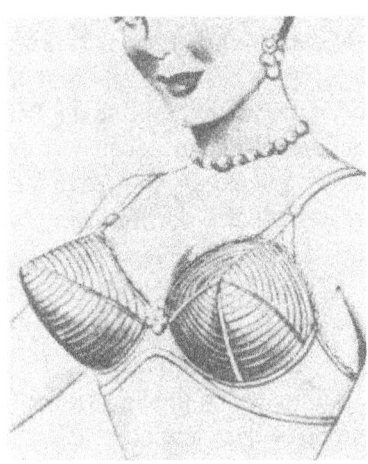

Abb. 24. In den 50er Jahren trug man spitze BHs und enge Pullover.

wood-Ideal 89-64-89 mit einem Brustumfang von 107 cm deutlich überbot, galt noch nicht als busenlastig.

Als echte Revolution wurde schließlich in den 60er Jahren der aus Frankreich kommende Bikini empfunden. Wie schnell sich Einstellungen zu modischem Textil ändern, ist an diesem Beispiel deutlich zu sehen. Ich kann mich noch erinnern, mit welchen moralischen Bedenken das als äußerst gewagt geltende Tragen des Bikinis verbunden war, daß Schulen ihren Schülerinnen regelrecht verboten, sich in diesen Kleidungsstücken zu zeigen. Und fünf Jahre später war der Bikini die Badekleidung für alle.

Brüste sind nicht nur Quelle weiblichen Stolzes und sexueller Identifikation, sie sind auch die Ursache für Unsicherheit und Scham. Ganze Branchen leben von der Entwicklung, der Herstellung und dem Verkauf von Büstenhaltern, die die Form der Brust verbessern sollen. So werden in einschlägigen Katalogen Büstenheben, Nackt-BHs und Super-Formkraft-BHs angepriesen, die »die Oberweite um 7–10 cm vergrößern, indem sie die Brüste sehr stark herausholen, extrem nach vorne heben und hochliften« (Abb. 25).

Wattierungen, Verstärkungen, Schaumgummieinlagen gibt es in aufsehenerregenden Varianten. Die Mode orientiert sich immer an der straffen, runden, jugendlichen Idealbrust.

So sind auch die meisten Frauen der Meinung, daß die Form ihrer Brüste durch einen BH verbessert wird. Wir finden nur den nach oben gerichteten Busen unter der Bluse oder dem Pulli chic. Daß dies in anderen Kulturen anders sein kann, habe ich schon erwähnt.

Die Luxusleibchen der 90er Jahre sind hautnah, die Lieblingsmaterialien sind Spitze, Seide, Transparent-Stretch. Die neuen BHs sind klein, mit gutsitzenden Rundbügeln oder mit angeschnittenen Trägern (Abb.

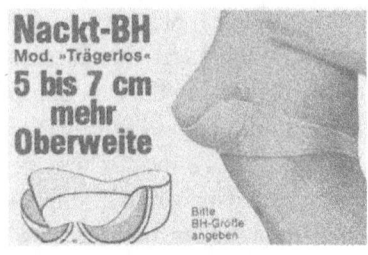

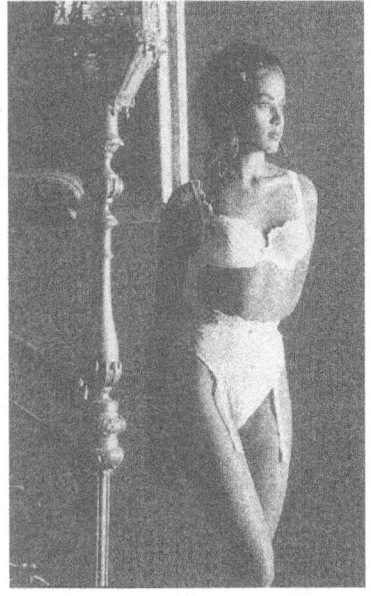

Abb. 25. Nackt-BH.

Abb. 26. BH der 90er Jahre.

26). Und das alte Korsett hat sich zum hauchzarten Body gewandelt.

Noch gar nicht so lange vorbei ist die Zeit, da der Anblick einer Frau ohne BH in der Öffentlichkeit Ärger, ja feindselige Reaktionen hervorrief. Das Herumlaufen ohne BH wird von nicht wenigen Männern so gedeutet, daß die Frau Aufmerksamkeit erregen will und relativ leicht zu haben ist.

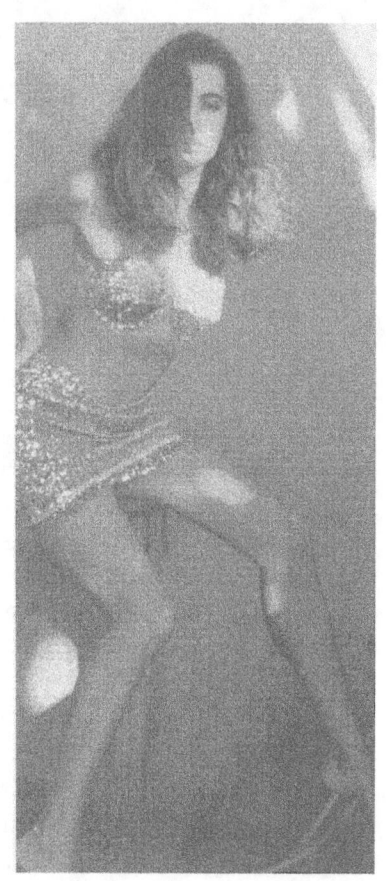

Abb. 27. Pailettenbesetzter BH und Mini für den großen Auftritt am Abend.

Mal erregen briefmarkengroße Bikinis die Gemüter, mal das nasse T-Shirt, mal »Oben-ohne« oder pailettenbesetzte BHs für den Abend (Abb. 27). Und brustbetonte Phasen der Mode, bei welchen die Brüste hoch gehoben und nach vorne gehievt werden, lösen sich ab mit Jahren, wo die Figur unter weiten, schwebenden Gewändern verschwindet.

9 Schwangerschaft und Stillen

In der Zeit nach dem Zweiten Weltkrieg bis Ende der 70er Jahre wurde der Stillvorgang weitgehend von Ärzten, Hebammen und Säuglingsschwestern reglementiert. Es stillten nur noch wenige Frauen, und diesen sagte man, sie sollten das Kind möglichst regelmäßig alle 5 Stunden mit einer 8stündigen Nachtpause anlegen. Das erste Anlegen an die Brust erfolgte erst viele Stunden nach der Geburt.

Mit der Muttermilch fast gleichwertige Ersatznahrungen sowie die Möglichkeit, durch die Gabe eines Hormons den Beginn der Milchproduktion zu blockieren, hatten dazu geführt, einen der natürlichsten Vorgänge zu manipulieren und die so wichtige Mutter-Kind-Beziehung schon in ihrem Anfangsstadium negativ zu beeinflussen. Bequemlichkeit, falsche Aufklärung der jungen Mutter, die kosmetisch ungünstige Brustveränderungen durch das Stillen befürchtet, aber auch Unwissen der Geburtshelfer, Pädiater und Pflegepersonen, führten dazu, daß das in der Krankenhausatmosphäre sowieso nicht optimale Verhältnis zwischen Mutter und Kind weiter gestört wurde.

In den letzten 10–15 Jahren hat sich das jedoch sehr geändert. Nach der Einführung des Rooming-in gingen die meisten Kliniken auch zum Self-demand-fee-

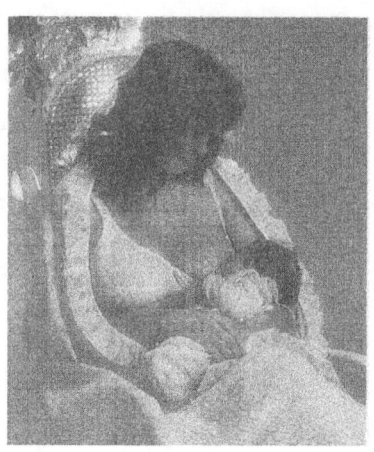

Abb. 28. Stillen.

ding über, d.h. das Kind wird angelegt, wenn es danach verlangt (Abb. 28). Stillen wird heute fast überall befürwortet. Die Frauen haben mehr Vertrauen in ihren Körper gewonnen, viele stillen ihre Kinder über Monate. Überall sind Stillgruppen entstanden, die die jungen Mütter bei Problemen unterstützen und praktische und theoretische Kenntnisse vermitteln.

Trotzdem wird auch heute noch von vielen Frauen die Stillzeit als problematisch angesehen. Sie klagen über zu wenig oder zu viel Milch, fürchten Brustdrüsenentzündungen und kommen mit dem Stillrhythmus nicht zurecht. Besonders für perfektionistische Frauen ist es einfacher, nach einem festen Plan mit der Flasche als nach Gefühl mit der Brust das Kind zu ernähren.

Es gibt kaum eine anatomische Grundlage für eine mangelhafte *Stillfähigkeit*. Probleme mit Flach-, Hohl-, Schlupfwarzen, sowie eine zu geringe Milchmenge (Hypogalaktie) können in aller Regel behoben werden. Eine Schlupfwarze kann z.B. durch ein Infantibus-Hütchen, das auf die Brustwarze gesetzt wird, ausgeglichen wer-

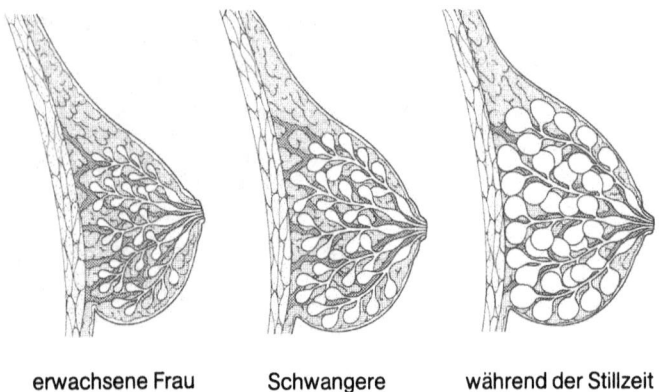

erwachsene Frau Schwangere während der Stillzeit

Abb. 29. Die Veränderung der Brust während Schwangerschaft und Stillzeit.

den. Ist die zu geringe Milchproduktion durch mangelhaftes Saugvermögen des Kindes, z.B. bei einer Frühgeburt oder durch Fehlbildungen, wie Lippen-, Kiefer-, Gaumenspalte bedingt, so kann vorübergehend die Milch durch eine mechanische oder elektrische Pumpe abgepumpt und dem Kind gefüttert werden.

Nahezu alle Stillschwierigkeiten sind seelisch bedingt. Eine wissentliche und willentliche oder auch eine unbewußte Stillunfähigkeit wird von Psychosomatikern als Ausdruck eines Konflikts gewertet. Fehlender körperlicher Kontakt und Nichtstillen können eine Abwehrhaltung gegen die Übernahme der mütterlichen Rolle dokumentieren.

Während der Schwangerschaft bildet die Nachgeburt große Mengen an Sexualhormonen, wodurch die Brust weitere Wachstumsimpulse erhält (Abb. 29). Mit Ausstoßung der Nachgeburt kommt es zu einem plötzlichen Absinken des hohen Sexualhormongehalts im mütterlichen Blut, wodurch in der Hirnanhangdrüse der Wirkstoff *Prolaktin* gebildet wird, der die Milchproduktion in Gang setzt. Schließlich ist die Aufrechterhaltung der Milchproduktion an den Saugreflex gebunden. Durch den Saugreiz des Neugeborenen werden nervöse Impulse ausgelöst, die über das Zwischenhirn und die Hirnanhangdrüse eine weitere Bildung des Prolaktinhormons bewirken.

Da das Zwischenhirn seinerseits ständig durch die Großhirnrinde beeinflußt wird, ist es verständlich, daß auch psychische Einflüsse, wie Anstrengung, Angst, Unlust, Freude, sowohl hemmend als auch fördernd auf die Milchproduktion einwirken können.

Zur Entleerung der Milch spielt ein zweites Hormon, das *Oxytocin* aus dem Hypophysenhinterlappen eine wichtige Rolle. Es wird ebenfalls auf den Saugreiz hin freigesetzt und bewirkt eine Kontraktion der glatten Muskelfasern um die Drüsenbäumchen und Milchgänge. Dadurch wird die Milch aus den Ausführungsgängen nach außen gepreßt. Gleichzeitig ziehen sich unter dem Einfluß dieses Hormons die Muskelfasern der Gebärmutter zusammen, was zu den sogenannten Nachwehen führt, krampfartige Unterleibsschmerzen, wobei sich die Gebärmutter kontrahiert und wieder kleiner wird.

Viele Frauen spüren eine *Schwangerschaft* zuerst in ihren Brüsten. Manche Frauen empfinden ein Spannungsgefühl und Schwererwerden der Brüste schon sehr bald nach der Befruchtung, eventuell vor dem Ausbleiben der Periodenblutung. Das gesamte Drüsengewebe nimmt zu. Die Brustwarzen und der Warzenhof zeigen eine vermehrte Pigmentierung, d.h. sie werden dunkelbraun. Die Haut wird gedehnt, und die dünnen Venen schimmern bläulich durch.

Durch die Dehnung und die hormonellen Veränderungen entstehen die Schwangerschaftsstreifen (Striae), die nicht nur in der Bauchhaut, sondern auch relativ oft über den Brustwarzen auftreten. Zu verhindern sind diese Streifen nicht, wohl aber kann das Ausmaß gemildert werden durch Salben wie Striatridin, Striafissan oder ein mildes Babyöl.

Schon während der Schwangerschaft wird in der Brustdrüse die *Vormilch*, das Kolostrum, gebildet. Auf Druck kann sie bereits ab dem 2. Schwangerschaftsmonat als klebrige, gelbliche Flüssigkeit aus der Brustwarze entleert werden. Die Vormilch hat einen hohen Nährwert bei leichter Verdaulichkeit und soll in der Zeit zwischen Entbindung und Milcheinschuß das Neugeborene ernähren. Da diese Milch besonders viele Immunkörper und weiße Blutkörperchen enthält, ist sie für die Körperabwehr des Neugeborenen gegen viele Infektionen von entscheidender Bedeutung.

Am zweiten bis dritten Tag nach der Entbindung kommt es dann erst zum eigentlichen *Milcheinschuß*. Hierbei ist die Brust angeschwollen, gespannt, manchmal sogar leicht schmerzhaft gerötet. Oft kommt es bei einer Wöchnerin zu einem leichten Anstieg der Körpertemperatur.

Die Muttermilch hat einen durchschnittlichen Energiewert von 75 kcal (314 Joule) pro 100 ml und enthält Milcheiweiß (1,5 g/100 ml), Fett (4,5 g/100 ml) und Zucker (7,5 g/100 ml). Außerdem enthält die Muttermilch Vitamine, Salze, Spurenelemente und Antikörper. Nach der Entbindung steigert sich die Muttermilchproduktion von Tag zu Tag und erreicht mit 400–500 g Tagesmenge in beiden Brüsten ihr Optimum. Wie vereinfachend hier der komplizierte Vorgang der Laktation dargestellt wird, mag die Tatsache beleuchten, daß in der Muttermilch allein 150 verschiedene Fettsäuren enthalten sind.

Auch wenn die Kuhmilch bei der Herstellung von Babynahrung in ihrer Zusammensetzung der Muttermilch angepaßt werden kann (sogenannte adaptierte

Milchnahrung), so bleiben doch erhebliche Unterschiede in der Qualität und biochemischen Zusammensetzung bestehen. Ebenso können die Immunkörper, die die Mutter im Laufe ihres Lebens gegen die verschiedenen Krankheiten gebildet hat, von keinem Medikament ersetzt werden. Außerdem scheint die Muttermilch eine wichtige Bedeutung bei der Verhütung allergischer Reaktionen des Kindes zu haben.

Weitere Vorteile für gestillte Kinder sind, daß sie ein natürlicheres Verhältnis zum Essen und Trinken gewinnen und später seltener zu Fettsucht und z.B. Alkoholismus neigen. Außerdem wird die Darmflora besser ausgebildet, so daß das Neugeborene weniger leicht eine Durchfallerkrankung bekommt. Auch eine bessere Vorbeugung gegen Karies ist gewährleistet.

Daß das *Stillen* den so wichtigen Körperkontakt zwischen Mutter und Baby fördert und damit beim Neugeborenen das Urvertrauen schafft, ist selbstverständlich. Neugeborene geben an der Brust jauchzende, stöhnende, quietschende Äußerungen des Wohlbefindens von sich. Durch die engere Mutter-Kind-Beziehung kommt es zu einer besseren Einübung und Synchronisation gegenseitiger Bedürfnisse. Gestillte Babys sind zufriedener und freundlicher. Im Alter von 2 Jahren ist die verbale Interaktion zwischen Müttern und Kindern meßbar differenzierter und im Alter von 5 Jahren haben gestillte Kinder im Durchschnitt einen höheren Intelligenzquotienten. Gestillte Kinder leiden später weniger unter Ängsten, Depressionen und neurotischen Verhaltensstörungen. Den meisten Frauen beschert das Stillen Glück, Sinnlichkeit, Befriedigung.

Trotzdem löst Stillen natürlich nicht alle Probleme, und Nichtstillen ist nicht notgedrungen identisch mit einer fehlerhaften seelischen Entwicklung des Kindes. Viele Faktoren, wie schwere operative Entbindungen, Erkrankungen der Mutter und sonstige Beeinträchtigungen oder Konfliktsituationen, können die Milchproduktion blockieren. Moralischer Druck auf die Wöchnerin ist nicht angezeigt. Eine zärtliche, flaschenfütternde Mutter kann z.B. ihrem Kind mehr Liebe vermitteln als die bruststillende Mutter, die dabei Zeitung liest.

Dieses Buch ist kein Ratgeber für Wöchnerinnen und kann nur die wichtigsten Aspekte des Stillens aufzeigen. Interessierten kann als weiterführende Literatur das Stillbuch von Henny Lothropp (Kösel Verlag) oder das Buch *Stillen* von Ingrid Mitchell (rororo) empfohlen werden.

Das richtige Stillen beginnt mit Entspannung. Gleich ob man im Sitzen oder im Liegen stillt, Mutter und Kind sollten es sich bequem machen. Wer von der Hektik des Tages zu aufgeregt ist, kann sich durch Entspannungsübungen, eventuell mit Hilfe von Meditationsmusik in eine ausgeglichene Stimmung versetzen.

Die Brustwarzen können schon am Ende der Schwangerschaft auf besondere Belastung vorbereitet werden. Sie können durch tägliches Waschen, Massageduschen mit kaltem Wasser, Abreiben mit einem Frottiertuch und milder Massage widerstandsfähiger gemacht werden. Auch frische Luft und Sonne in Maßen tun der Brust gut. Brüste, die regelmäßig beim Liebesspiel stimuliert werden, finden auch im Wochenbett schneller zu einer gesunden Lebendigkeit.

Während der gesamten Stillzeit sollte die Frau einen speziellen Stillbüstenhalter tragen. Durch die schwere Brust kommt es sonst zu einem Abknicken der Milchgänge, was zu einem Milchstau und zu Entzündungen führen kann.

Um die Milchproduktion anzuregen, sollte man das Neugeborene möglichst bald nach der Entbindung und möglichst oft auf beiden Seiten anlegen. Ist dann genügend Milch vorhanden, reicht das einseitige Anlegen. Normalerweise ist das Kind nach 15 Minuten satt. Reicht die Milch einer Seite nicht aus, so sollte dem Säugling auch die andere Brust angeboten werden.

Die Empfehlung geht meist dahin, das Kind 4 Monate voll zu stillen. Man ist allgemein der Meinung, daß der Nutzen des Stillens höher einzuschätzen ist als ein mögliches Gesundheitsrisiko durch Beimengung von Umweltgiften in der Milch.

In die Milch können zahlreiche fett- und wasserlösliche Stoffe übergehen und eventuell bei dem Neugeborenen zu ungünstigen Effekten oder Schädigungen führen. Das sind besonders Kaffee, Alkohol, Nikotin, Schmerz-, oder Schlaf- und Beruhigungsmittel. Im Zweifelsfall können bei jedem Frauen- oder Kinderarzt Tabellen eingesehen werden, aus welchen ersichtlich ist, ob ein Medikament gefährlich oder harmlos ist. Stoffe, wie das Insektengift DDT oder radioaktive Stoffe, die sich im Fettgewebe der Mutter abgelagert haben, können auch noch nach Jahren ihren schädigenden Einfluß entfalten.

Die *Brustentzündung* (Mastitis) ist dank einer besseren Hygiene heute sehr selten geworden. Die Erreger können durch die Milchgänge in die Brust eindringen, häufiger kommt es jedoch zu Infektionen über kleine Verletzungen, Risse und Schrunden im Bereich der Brustwarze. Die Brust reagiert mit Schmerzen und einer Rötung, die Körpertemperatur steigt an. Bekommt man die Entzündung durch Alkoholumschläge, Hochbinden der Brüste und Abpumpen der Milch (sie muß, da infiziert, weggeschüttet werden) nicht in den Griff, so wird ein Antibiotikum verabreicht und die Frau muß abstillen. Kommt es trotzdem zu einem Abszeß, muß der Eiter durch einen Einschnitt abgeleitet werden.

Zum medikamentösen *Abstillen* wird ein Prolaktinhemmer verabreicht, wodurch die Milchproduktion zum Stillstand kommt. Eine Wöchnerin kann jedoch auch auf natürliche Weise abstillen, indem sie das Anlegen des Säuglings immer mehr einschränkt. Je geringer und seltener der Saugreiz, um so mehr wird die Milchbildung gedrosselt. Während des Abstillens sollte die Wöchnerin möglichst wenig trinken und die Brüste hochbinden oder Tag und Nacht einen engen BH tragen.

Wie schon gesagt, können die meisten Stillprobleme behoben werden. Der häufigste Fehler ist das zu frühe Zufüttern von Muttermilchersatzprodukten. Arzt, Hebamme oder Säuglingsschwester wissen meistens Rat. Trotzdem ist der Anschluß an eine Selbsthilfegruppe wie La Leche League ratsam. LLL ist eine gemeinnützige, überkonfessionale Organisation, die Schwangeren und Wöchnerinnen vorbeugende Information, Rat, Ermutigung und Unterstützung zum Stillen anbietet. Diese Hilfe geschieht durch persönliche Anleitung, aber auch durch telefonische oder briefliche Beratung (Zentralstelle für Deutschland: La Leche League, Postfach 96, 8000 München 65).

10 Selbstuntersuchung der Brust

Für die Heilungsaussichten von Erkrankungen der Brust ist es wichtig, daß jede Veränderung so früh wie möglich erkannt wird. Das jährliche Intervall der Vorsorgeuntersuchungen ist für die besonders krebsgefährdete Brust zu lang. Deshalb sollte jede Frau regelmäßig, am besten jeden Monat, ihre Brüste selbst untersuchen.

Der günstigste Zeitpunkt ist die erste Woche nach der Menstruation. In dieser Zyklusphase ist das Gewebe weich und gut beurteilbar. Vor der Periode ist das Brustdrüsengewebe oft härter, und eine zyklusabhängige Knötchenbildung kann manchmal nicht von einem krankhaften Befund unterschieden werden. Natürlich sollten auch die Frauen in und nach den Wechseljahren ihre Brüste regelmäßig untersuchen.

Gut geeignet für die Brustuntersuchung sind Bad oder Schlafzimmer, wenn sie hell sind und ein guter Spiegel vorhanden ist.

Man beginnt die Untersuchung mit der *Inspektion*. Stellen Sie sich mit entblößtem Oberkörper vor den Spiegel und lassen Sie die Arme locker an der Seite herunterhängen. Betrachten Sie die Brüste sorgfältig im Spiegel und achten Sie besonders auf Veränderungen von Form und Größe, auf Vorwöl-

bungen oder Vertiefungen der Haut und auf Veränderungen der Silhouette. Ebenso ist zu achten auf Rötungen, Schwellungen oder das Auftreten neuer Blutgefäße (Abb. 30).
Heben Sie dann beide Arme über den Kopf und betrachten Sie beide Brüste aus verschiedenen Blickwinkeln ein zweites Mal auf alle genannten möglichen Veränderungen. Achten Sie auf Anzeichen von Sekretion oder Blutung an den Brustwarzen (Abb. 31).
Darauf erfolgt die eigentliche *Tastuntersuchung*.
Die rechte Brust wird mit der linken Hand und die linke Brust mit der rechten Hand untersucht. Benutzen Sie dabei alle Finger bei flach aufliegender Hand. Veränderungen lassen sich so besser tasten als mit den Fingerspitzen. Die Fingerenden haben ein wesentlich empfindlicheres Tastgefühl als die Fingerspitzen. Außerdem können so durch die parallel zur Oberfläche des knöchernen Brustkorbs aufliegenden Finger darunterliegende, eventuell bewegliche Tumorknoten nicht zur Seite oder in die Tiefe verschoben werden. Unter Veränderung des Druckes bewegt man beim Abtasten das Gewebe zwischen seiner Unterlage, dem Brustmuskel und der Haut.
Durch ein gründliches Training kann die Technik so ausgefeilt werden, daß bereits Knötchen in einer Größenordnung von 3–5 mm entdeckt werden können. Die Fingerenden führen dabei kleine kreisförmige Bewegungen in drei Druckvarianten aus – leicht, mittelstark und stark –, um z.B. auch tiefer liegende Knoten erfassen zu können.
Besonders gründlich muß die Untersuchung des oberen äußeren Quadranten sein, da dies der gefährdetste Bezirk ist und hier das Gewebe beson-

ders dicht ist. Da der große Brustmuskel sich zur Achselhöhle strangartig verjüngt, kann er eventuell mit einer Verdickung verwechselt werden. Durch Anspannen des Muskels läßt er sich jedoch gut vom Drüsengewebe unterscheiden.

Am zweckmäßigsten ist es, mit sanften, kreisenden Bewegungen die Brust von außen nach innen bis zur Brustwarze abzutasten. Gehen Sie am besten nach einem bestimmten Schema vor, damit Sie keinen Bezirk vergessen (Abb. 32).

Anschließend tasten Sie die Brustwarze und das Gewebe dahinter nach Verdichtungen ab. Unter sanftem Druck zwischen Zeigefinger und Daumen kann man feststellen ob aus der Brustwarze Flüssigkeit austritt (Abb. 33).

Legen Sie sich nun hin. Die beiden unteren Quadranten lassen sich so besser untersuchen, weil das Gewebe dem Muskel dann gleichmäßig aufliegt (Abb. 34). Aber auch die anderen Bereiche der Brust werden noch einmal gründlich mit den flach aufliegenden Endgliedern der vier Finger unter sanften Druck abgetastet.

Zum Schluß prüfen Sie im Liegen und Stehen, ob verdickte Lymphknoten in der Achselhöhle vorhanden sind. Die Lymphknoten liegen tief in der Achselhöhle an der Außenwand des Brustkorbs und sind bei normaler Größe nicht zu fühlen. Am besten legen Sie zur Untersuchung den Arm entspannt an den Körper und heben ihn erst, wenn Sie zwischen Daumen und Zeigefinger von der Achselhöhle ausgehend den Brustmuskel abtasten (Abb. 35).

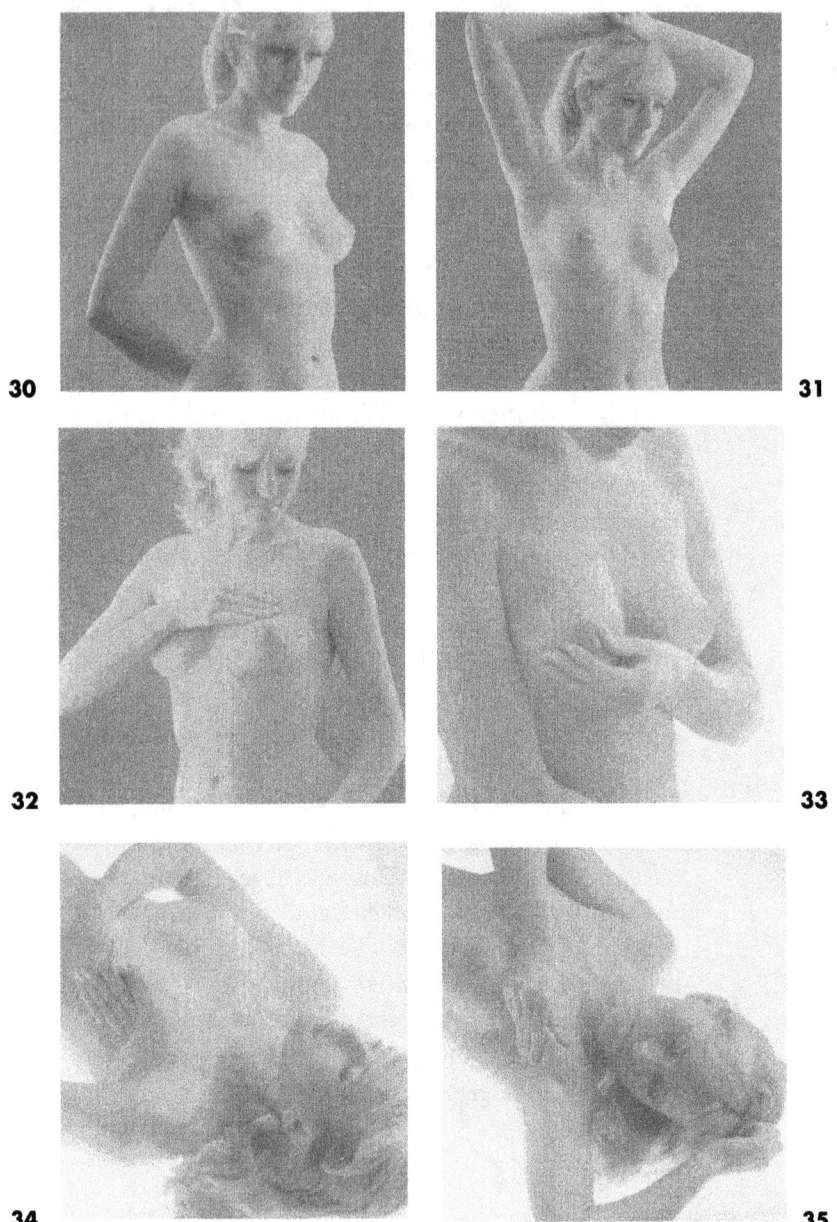

Tastbare Verdichtungen, Verhärtungen, Knötchen sind häufig Zeichen einer gutartigen Veränderung und kein Grund zur Beunruhigung, wohl aber ein Grund, den Arzt aufzusuchen. Das gleiche gilt für vergrößerte Achsellymphknoten.

Durch die regelmäßige Selbstuntersuchung lernen Sie Ihre Brust sehr genau kennen und können jede kleine Veränderung sofort feststellen. Eine dadurch entdeckte Erkrankung befindet sich meist noch im Anfangsstadium und ist gut therapierbar. Im Rahmen der Krebsvorsorge hat die Selbstuntersuchung der Brust sicher einen höheren Stellenwert als aufwendige apparative Untersuchungen wie die Mammographie u.a.

◀ **Abb. 30.** Vor dem Spiegel wird die Brust mit nach unten gerichteten Armen betrachtet.

Abb. 31. Beide Arme werden über den Kopf erhoben. Größenunterschiede, Vorwölbungen, Dellen sind so eventuell besser zu sehen.

Abb. 32. Mit der flachen Hand wird die Brust unter kreisenden Bewegungen von außen nach innen abgetastet.

Abb. 33. Unter sanftem Druck zwischen Daumen und Zeigefinger werden die Brustwarzen untersucht.

Abb. 34. Im Liegen lassen sich verschiedene Teile der Brust besser untersuchen, insbesondere die unteren Bereiche.

Abb. 35. Zum Schluß wird mit den Fingern in der Achselhöhle nach vergrößerten Lymphknoten gesucht.

11 Ärztliche Untersuchung der Brust

Entdeckt eine Frau selbst einen Knoten in der Brust oder wird anläßlich einer routinemäßigen Krebsvorsorgeuntersuchung ein fraglich krankhafter Befund festgestellt, so müssen weitere Untersuchungen folgen. 85% der Frauen entdecken einen auffälligen Befund selbst, nur in 15% der Fälle werden ein Knoten oder eine andere Besonderheit anläßlich der Vorsorgeuntersuchung festgestellt.

Zu den heute möglichen bildgebenden Verfahren gehören:

- Röntgenverfahren (Mammographie, Galaktographie),
- Sonographie,
- Thermographie,
- Computertomographie,
- digitale Angiographie,
- Magnetresonanzspektroskopie,
- Photonen- und Positronen-Emissionstomographie.

Eine praktische Bedeutung zur Unterscheidung von gutartigen und bösartigen Tumoren haben jedoch nur die drei erstgenannten Methoden: die Mammographie mit der Ergänzung Galaktographie, die Ultraschalluntersuchung und die Thermographie. Als sicherste Methode ist die Mammographie mit einer relativ geringen Fehlerquote anzusehen.

Als weitere Untersuchungsmöglichkeiten stehen zur Verfügung:

- Punktion,
- Sekretzytologie,
- Pneumozystographie,
- Hormonanalyse.

Das erste Gespräch zwischen Arzt und Patientin beginnt mit der Erhebung der Vorgeschichte, der *Anamnese*. Hierzu gehören die Erörterung über Veränderungen des Brustgewebes während des Zyklus, die Frage nach der ersten (Menarche) und eventuell der letzten Periode (Menopause). Die Zahl der Schwangerschaften und Probleme in der Stillperiode sowie eventuell vorausgegangene Operationen sind wichtig. Auch wird der Arzt nach Verletzungen Absonderungen aus der Brustwarze, Schmerzen und »Pillen«- bzw. Hormoneinnahmen fragen.

Dann erfolgt bei entblößtem Oberkörper die *Inspektion* der Brust, erst mit locker herunterhängenden Armen, dann mit in die Hüften gestemmten Armen. Größe, Form, Umriß der Brust werden registriert, auf Veränderungen der Oberfläche wird geachtet.

Anschließend werden alle vier Quadranten der Brust vom untersuchenden Arzt mit zwei Händen abgetastet (*Palpation*), ebenso die Region über und unter dem Schlüsselbein sowie beide Achselhöhlen. Wichtig ist, daß die Brust in verschiedenen Positionen mit hängenden und in die Hüften gestemmten Armen sowie mit hinter dem Kopf verschränkten Händen untersucht wird. Durch diese Lageveränderungen können Verziehungen des Brustgewebes erkannt werden. In unklaren

Fällen kann außer der Untersuchung im Stehen oder Sitzen eine Palpation im Liegen erfolgen.

Der Arzt achtet auf Veränderungen in der Brust und ob diese gegenüber Haut und Brustmuskel beweglich sind, ob sie hart oder weich, glatt oder unregelmäßig begrenzt sind, schmerzhaft oder schmerzlos sind. Manchmal ist es nicht einfach, Verhärtungen des Bindegewebes und feinknotige Veränderungen der Drüsenbäumchen, die bei fast allen Frauen vorkommen, von krankhaften Befunden zu unterscheiden.

Mammographie

Von allen Untersuchungsmethoden ist die Mammographie heute die sicherste Methode zur Früherkennung von Brustkrebs. Sie rangiert direkt hinter der Selbstuntersuchung und der Tastuntersuchung durch den Arzt.

Die Mammographie wird immer eingesetzt, um einen tastbaren Knoten zu differenzieren, d.h. festzustellen, ob es sich z.B. um eine Zyste, ein Fibroadenom (Drüsengewebsknoten) oder einen bösartigen Tumor handelt.

Daneben soll die *Vorsorge-Mammographie* kleinste bösartige Veränderungen ab 2 mm Durchmesser, die noch gar nicht tastbar sind, auf dem Röntgenbild darstellen. Die verschiedenen Strukturen werden in einem Schwarzweißkontrast abgebildet (Abb. 36). Um eine bessere räumliche Vorstellung zu erhalten, wird jede Brust in zwei Ebenen geröngt, einmal von oben nach unten (kranio-kaudal) und einmal von der Seite nach der Mitte (latero-medial).

Die Deutsche Gesellschaft für Senologie (Erkrankungen der weiblichen Brust) empfiehlt eine Basismam-

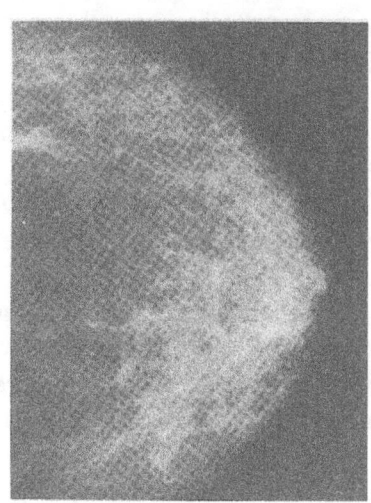

Abb. 36. Das Brustgewebe stellt sich in der Mammographie in verschiedenen Grautönen dar.

mographie um das 35. Lebensjahr und dann ab dem 40. Lebensjahr Kontrollaufnahmen in zweijährigem Abstand. Besteht ein familiäres Risiko oder ist wegen Voroperationen oder einer ausgedehnten Mastopathie (s. S. 92) die Brust nicht sicher zu palpieren, so sind auch Kontrollmammographien in kürzerem Abstand angezeigt. Im derzeitigen deutschen Krebsfrüherkennungsprogramm ist die Mammographie allerdings noch nicht für alle Frauen vorgesehen. Ihre Durchführung bedarf einer »kurativen« Indikation. In der Bundesrepublik läuft z.Z. jedoch eine Modellstudie, die Kriterien erarbeiten soll, wie die Mammographie unter den Bedingungen der Reihenuntersuchung praktikabel finanziert werden kann.

Die Strahlenbelastung bei hochempfindlichen Filmen und modernen Geräten ist sehr gering, so daß der Nutzen der Krebsfrüherkennung die Schädigungsmöglichkeit vielfach übertrifft. Durch die Früherkennung werden die Heilungschancen erheblich gesteigert, in den meisten Fällen ist eine brusterhaltende Therapie möglich.

Die Aussagekraft des Mammographiebildes ist um so besser, je weniger Gewebe dargestellt werden muß. Aus diesem Grund wird das Brustgewebe mit zwei strahlendurchlässigen Scheiben zusammengedrückt, was von manchen Frauen als schmerzhaft empfunden wird (Abb. 37).

Dichtere Strukturen halten mehr Strahlen zurück und erscheinen auf dem Bild hell (Drüsen, Bindegewebe), während das Fettgewebe strahlendurchlässig ist und hier der Film stärker belichtet, also dunkel wird.

Bösartige Veränderungen führen im Mammogramm zu unregelmäßig begrenzten, oft strahligen, sternförmigen Kontrasten (Abb. 38). Typisch hierfür sind auch die sogenannten Mikroverkalkungen, winzige Kalkspritzer, die in Gruppen zusammenliegen.

Ultraschalluntersuchung

In den letzten Jahren setzt sich die Ultraschalluntersuchung (Sonographie) immer mehr durch (Abb. 39). Die Geräte wurden weiter verbessert, so daß es inzwischen nicht nur möglich ist, Zysten von Tumorknoten zu unterscheiden, sondern daß erfahrene Ärzte heute mit dieser schmerzfreien Methode ohne Strahlenbelastung sehr differenzierte Befunde erheben können.

Auch wenn die Sonographie der Brust derzeit noch nicht als Basisuntersuchung für die Krebsfrüherkennung in Frage kommt, so läßt sie sich doch als zusätzliches er-

Abb. 37 a, b. Mammographie bei sitzender (**a**) und liegender (**b**) ▶ Patientin.

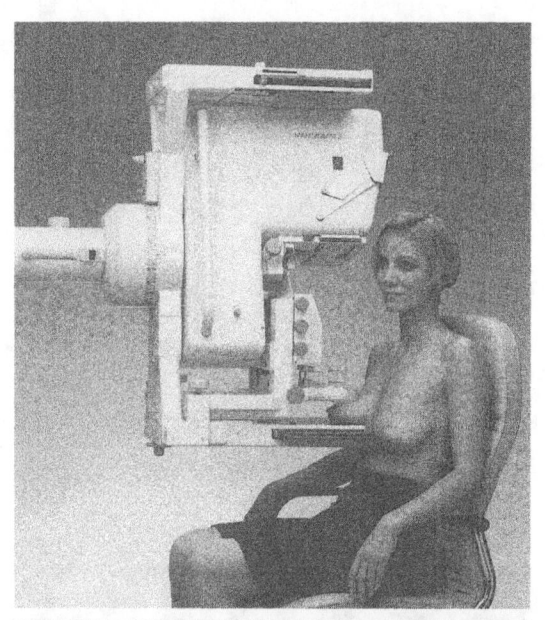

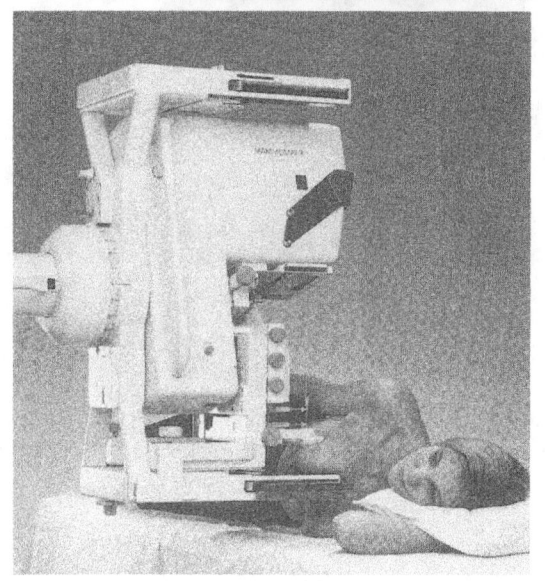

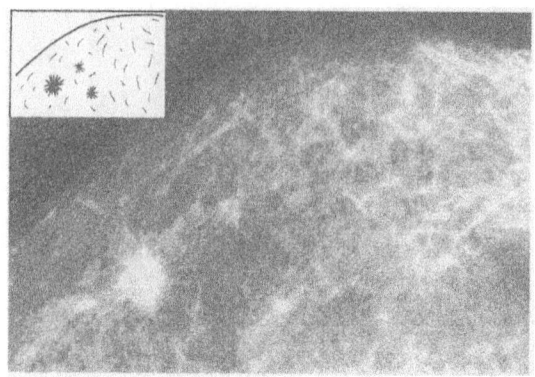

Abb. 38. Strahlenförmiges Mammakarzinom, welches noch nicht zu tasten war.

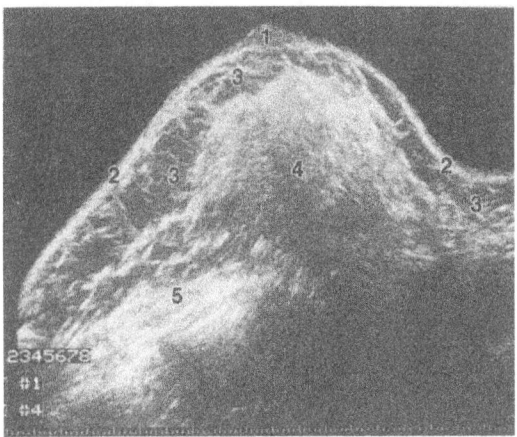

Abb. 39. Sonographische Aufnahme der Brust. *1* Brustwarze, *2* Haut, *3* Unterhautfettgewebe, *4* Drüsenkörper, *5* Brustwand.

gänzendes Verfahren bei speziellen Fragestellungen, aber auch als alleinige diagnostische Methode einsetzten. Auch mit der Sonographie lassen sich gruppierte Mikroverkalkungen, erweiterte Milchgänge und entzündliche Prozesse diagnostizieren.

Die Vorteile der Mammasonographie sind die direkte Zuordnung eines Tastbefundes, eine gute Detailerkennbarkeit und die Möglichkeit zu ultraschallgeführten Punktionen. Als Nachteil ist die unvollständige Bilddokumentation, aber auch der Zeitaufwand und die Unmöglichkeit der Delegation an Hilfspersonal zu sehen.

Typische Indikationen für die Ultraschalluntersuchung der Brust sind röntgendichte Brüste (z.B. bei fibrozystischer Mastopathie, s. S. 92), unklare Befunde bei der Mammographie, Schwangerschaft und Stillzeit, postoperative Nachsorge (nach Brustamputation und nach brusterhaltenden Operationen, Darstellung von Blutergüssen usw.), ultraschallgeführte Punktionen und die Beurteilung der Achsellymphknoten.

Thermographie

Die Temperatur des menschlichen Körpers beobachten Ärzte seit Hippokrates. Die Thermographie beruht auf der Erkenntnis, daß krankes Gewebe anders durchblutet ist als gesundes. Je stärker die Durchblutung, um so stärker die Erwärmung des betreffenden Bezirkes. Diese Wärmestrahlen werden so umgewandelt, daß sie mit Hilfe einer Polaroidkamera ein Bild ergeben (Abb. 40).

Die Mammathermographie hat im Laufe ihrer kurzen Geschichte in der Medizin ein Wechselbad zwischen Hoffnung und Desillusionierung erfahren. Ein

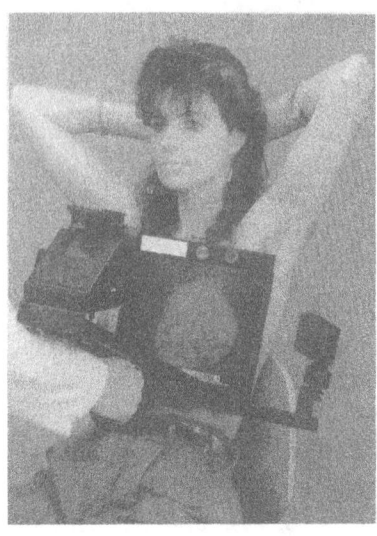

Abb. 40. Thermographie.

Problem, aber auch ein Plus dieser immer wieder modifizierten Methode ist, daß sie kein statisches anatomisches Bild, sondern einen dynamischen physiologischen Vorgang wiedergibt. Thermographie ist also die Aufzeichnung der Temperaturverteilung der Körperoberfläche, in unserem Fall von der weiblichen Brust.

Die Industrie bietet heute relativ preiswerte thermographische Systeme an, die mit Platten oder Folien arbeiten, in denen Flüssigkeitskristalle eingelagert sind. Auf der Haut angelegt, erscheint nach wenigen Sekunden das farbige Wärmebild der Brust auf der schmiegsamen Thermoplatte und verschwindet wieder, wenn der Kontakt unterbrochen wird. Das Wärmebild wird mit einem handelsüblichen Fotoapparat oder einer Polaroidkamera mit Blitzlicht dokumentiert.

Die Untersuchung ist absolut risikolos und kann beliebig oft wiederholt werden. Allerdings reicht sie in ihrer Aussagekraft nicht an die Mammographie heran.

Sie wird heute etwa von einem Fünftel der Frauenärzte in der Praxis im Rahmen der Frühdiagnostik, zur Nachsorge und Rezidivdiagnostik eingesetzt. Besonders als Ergänzungsuntersuchung bei Verlaufskontrollen, wenn man die Strahlenbelastung bei einer alle 2–3 Monate notwendig werdenden Diagnostik umgehen will, hat sich die Methode durchgesetzt.

Bei unklaren Befunden ist es oft notwendig, weitere Untersuchungen durchzuführen

Galaktographie

Hierbei werden die Milchgänge durch ein Kontrastmittel dargestellt. Die Galaktographie ist angezeigt, wenn die Brustwarze ein verdächtiges Sekret oder Blut

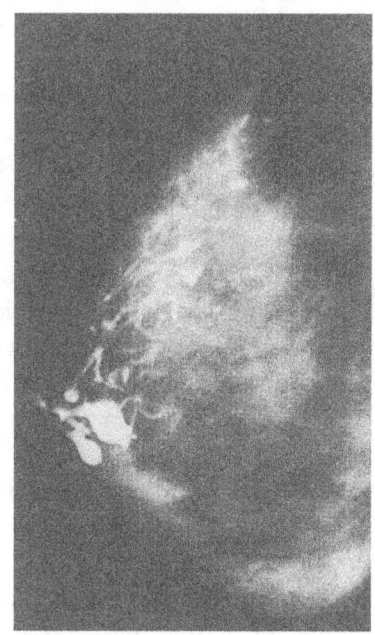

Abb. 41. Galaktographie mit Erweiterungen der Milchgänge und Gangabbrüchen.

absondert. Dann ist die Wahrscheinlichkeit groß, daß sich die gut- oder bösartigen Veränderungen innerhalb eines Milchgangs abspielen.

Durch einen leichten Druck auf die Brust kann der untersuchende Arzt erkennen, aus welchem Milchgang sich das Sekret aus der Brustwarze entleert. Dort führt er dann eine stumpfe Sonde ein und injiziert ein Kontrastmittel. Im Röntgenbild werden die Milchgänge als weiße, verzweigte Stränge sichtbar. Weite und Wandbeschaffenheit des Milchgangs, Abbrüche oder ein atypischer Verlauf lassen Rückschlüsse auf Erkrankungen zu (Abb. 41).

Punktion

Bei der Punktion oder Feinnadelbiopsie wird Gewebe oder Zystenflüssigkeit aus einem tastbaren oder durch eine bildgebende Methode lokalisierten Bezirk gewonnen. Diese Methode sollte nur angewandt werden, um die erwartete Gutartigkeit durch eine histologische Untersuchung nachzuweisen.

Da Mammographie und Sonographie immer nur flächige Abbildungen ergeben, ist die Lokalisation einer nicht tastbaren Veränderung oft sehr schwierig. Der Arzt braucht dazu große Geschicklichkeit und ein gutes räumliches Vorstellungsvermögen. Die Gefahr jeder Punktion ist, daß ein eventuell bösartiger Herd verfehlt wird und sich Patientin und Arzt in falscher Sicherheit wiegen. Wichtig ist, daß auch jeder unverdächtig erscheinende Zysteninhalt mikroskopisch untersucht wird. Nur so kann mit gutem Gewissen auf eine Operation verzichten.

Die meisten Untersucher sind sich darin einig, daß die Gefahr, durch die Punktion Krebszellen zu verschleppen, sehr klein, kaum größer als bei einer Tastuntersuchung ist. Trotzdem wird bei Verdacht auf einen bösartigen Prozeß die Stelle besser chirurgisch entfernt und anschließend histologisch untersucht.

Sekretzytologie

Die Auswertung der bei der Punktion gewonnenen Flüssigkeit oder auch der spontanen Sekretabsonderung aus der Brustwarze erfolgt durch die Mammazytologie. Die Methode ist schnell, wirtschaftlich und ziemlich treffsicher. Das Entscheidende ist jedoch, daß damit unnötige Gewebsentnahmen bei gutartigen Veränderungen vermieden werden können. Insbesondere bei Zysten ist die Punktion mit anschließender mikroskopischer Untersuchung das richtige diagnostische und therapeutische Vorgehen.

Das durch die Punktionsnadel oder durch Abstrich von der Brustwarze gewonnene Material wird auf einen Objektträger gegeben, gefärbt und unter dem Mikroskop beurteilt (Abb. 42).

Besonders in Problemfällen hat sich die Aspirationszytologie bewährt. Oft finden sich bei der Tastuntersuchung kleine Knötchen und Verhärtungen, die in der Mammographie und Sonographie keine sichere Zuordnung finden. Das Dilemma, hier ein kleines Karzinom zu übersehen oder auf der anderen Seite durch eine unnötige Operation narbige Veränderungen zu provozieren und die Diagnostik noch schwieriger zu gestalten, ist offenkundig. Hier bildet diese Methode einen akzeptablen Kompromiß zur Abklärung.

In Zukunft wird man die Aspirationszytologie vermehrt dafür einsetzen, um die verschiedenen Faktoren

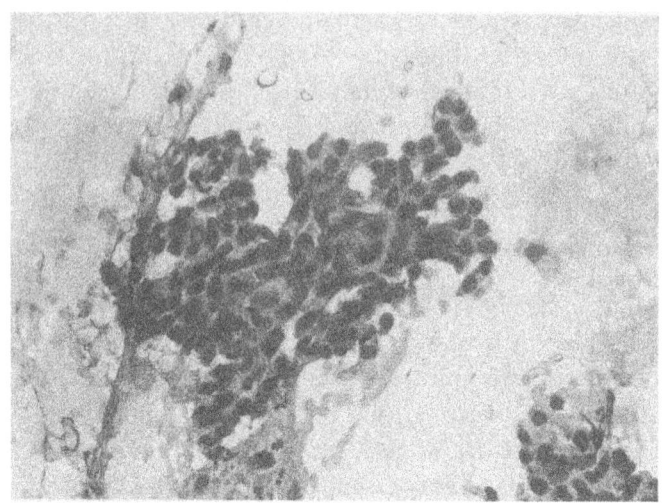

Abb. 42. Krebszellen unter dem Mikroskop (252fach vergrössert).

der sich rasant entwickelnden Biochemie und der Immunzytochemie zu beurteilen.

Pneumozystographie

Zur Absicherung des Befundes, wie man ihn bei der Punktion und Zytologie erhält, kann man die Zyste nach der Entleerung mit Luft füllen und nochmals eine Röntgenaufnahme anfertigen. Hierbei können Tumore innerhalb der Zyste und in der Zystenwand erkannt werden. Ist die Zystenwand völlig glatt und finden sich keine verdächtigen Schatten und Strukturen, so hat sich dadurch die Gutartigkeit bestätigt.

Hormonanalyse

Oft ist zur exakten Beurteilung von Veränderungen im Brustdrüsengewebe die Bestimmung der Sexualhormone im Blut ratsam. Verschiebungen des Spiegels der weiblichen Sexualhormone Östrogen und Progesteron, der übergeordneten Hormone aus der Hirnanhangdrüse sowie des männlichen Sexualhormons können Mammabefunde erklärbar machen. Vergleiche hierzu auch Kapitel 12.

Ausblick

In Zukunft werden vermutlich die Computer auch bei der Brustdiagnostik eine größere Rolle spielen. Bereits heute gibt es faszinierende Konzepte zur digitalen Bildverarbeitung. Auf diese Weise können Mammographie-, Ultraschall- und Thermographiebilder durch eine sogenannte »Strukturanalyse« ausgewertet werden. Indem der Computer jeden Bildpunkt in Zusammenhang mit seinen Nachbarpunkten auf Dichte, Farbe, Hintergrund usw. vergleicht und spezielle Struktureigenschaften registriert, mögen ihm in Zukunft vermutlich auch differenzierte Diagnosen gelingen, freilich ohne das abschließende beurteilende Auge des Arztes überflüssig zu machen.

12 Gutartige Veränderungen

Gutartige Veränderungen der Brust sind so häufig, daß man oft kaum noch von einer Erkrankung als vielmehr fast schon von einem physiologischen Zustand sprechen kann. In wissenschaftlichen Publikationen und auf Kongressen steht meistens der Brustkrebs im Vordergrund. Gutartige Veränderungen und die damit verbundenen diagnostischen und therapeutischen Probleme werden oft nur am Rande erörtert. In der Praxis des Frauenarztes haben diese jedoch eine ganz andere Wertigkeit. Praktisch täglich sieht der Gynäkologe in der Sprechstunde Patientinnen, die über Schmerzen in der Brust klagen.

Prämenstruelles Syndrom

Fast alle Frauen erleben ein Druck- und Spannungsgefühl in den Brüsten kurz vor der Menstruation. Kommen noch andere Beschwerden dazu, wie Migräne, Übelkeit, Stimmungsschwankungen, so sprechen wir vom prämenstruellen Syndrom (PMS).

Ursache für das Spannungsgefühl ist eine vermehrte Flüssigkeitseinlagerung ins Brustgewebe. Verantwortlich ist ein gestörtes Wechselspiel zwischen Östrogenen und Gestagenen. Frauen, die Ovulationshemmer einnehmen, leiden meistens weniger unter diesen Beschwerden. Mit dem Einsetzen der Periodenblutung schmilzt der Busen wieder, die Brüste werden wieder weich.

Mastodynie

Unter Mastodynie versteht man eine einseitige oder doppelseitige schmerzhafte Brustdrüse ohne tastbare Veränderungen. Nach Einsetzen der Periode lassen die Schmerzen nach. Zu dem bereits beschriebenen Spannungsgefühl in der 2. Zyklushälfte kommen Brennen, Stechen, Reißen, Ziehen, oft auch eine Überempfindlichkeit an der Haut, so daß schon das Tragen der Kleidungsstücke oder des Büstenhalters als schmerzhaft empfunden wird. Die Frauen haben verstärkte Brustschmerzen bei der Arbeit oder beim Sport, sie können nicht auf dem Bauch liegen und empfinden die Berührung durch den Partner als schmerzhaft.

Oft leiden sie unter einer deutlichen Krebsangst. Manche Frauen sind gleichzeitig vegetativ labil, so daß die Ursache der Mastodynie auch in einer Entgleisung der hormonellen und vegetativen Funktionen und seelischen Faktoren liegen kann.

Frauen mit ungleich großen Brüsten spüren die Schmerzen meistens in der größeren Brust. Zwischen dem prämenstruellen Spannungsgefühl, der Mastodynie und der Mastopathie bestehen keine starren Grenzen.

Mastopathie

Der Begriff Mastopathie umfaßt eine Reihe gutartiger Umbauvorgänge der Brust. Diese können diffus die ganze Brust betreffen oder nur in abgegrenzten Bezirken auftreten. Es finden sich vor allem verstärkte Wucherungen von Bindegewebe und Drüsengewebe sowie zystische Veränderungen. Sie lassen sich meist als traubenähnliche unscharfe Verhärtungen bis hin zu regelrechten Knoten tasten. Häufig fühlt man auch strangförmige Strukturen, oft im oberen äußeren Quadranten. Besonders ausgeprägt sind die Veränderungen vor der Menstruation.

Bei der schweren Form der Mastopathie finden sich in der Mammographie ausgeprägte Veränderungen mit Zeichen der Zellwucherung, ja sogar von Mikroverkalkungen. Schmerzen und eine pathologische Thermographie treten schon in der ersten Zyklushälfte auf. Die Beurteilung, ob es sich um einen gutartigen oder bösartigen Prozeß handelt, ist stark eingeschränkt.

Als Ursache für die Mastopathie wird allgemein eine Störung der Balance der weiblichen Sexualhormone angenommen. Mastopathiepatientinnen haben deshalb häufig auch Zyklusanomalien. In der Hormonanalyse finden sich meist leicht erniedrigte Östrogenwerte und stärker erniedrigte Progesteronspiegel. Dadurch dominieren die Östrogene und bewirken an der Brust eine Gewebsvermehrung. Das Schlüsselhormon für die Brust ist allerdings das Prolaktin, das sowohl an der Steuerung des Wachstums als auch der Funktion der Brust beteiligt ist. Ein Überschuß an Prolaktin spielt bei gutartigen Erkrankungen der Brustdrüse eine entscheidende Rolle.

Die hormonellen Verschiebungen können familiäre, genetische Ursachen haben, aber auch auf physischem und psychischem Streß beruhen. Frauen mit Mastopathie sind oft überängstlich und reizbar und geraten leicht in Konfliktsituationen (z. B. bei unerfülltem Kinderwunsch).

Die *Behandlung* erfolgt mit Gelbkörperhormon (Progesteron als Tabletten oder Gel), Prolaktinhemmern (z. B. Pravidel) oder gelbkörperbetonten Antibabypillen. Als Alternative bieten sich pflanzliche Medikamente an. Am bekanntesten sind Mastodynon, Antimastopaticum, Antimast-Selz.

Ich persönlich verordne bei leichten behandlungsbedürftigen und mittelschweren Formen der Mastopathie lokal Progestogel (1 x täglich 2,5 g) und oral Mastodynon (3 x 20 Tropfen). Reicht bei schweren Formen der Mastopathie diese Behandlung nicht aus, so verordne ich 100 mg Winobanin täglich oder 2 x 1 Tablette Pravidel.

Ergibt die Mammographie keine eindeutige Klärung des Befundes, so muß immer eine operative Gewebeentnahme mit anschließender mikroskopischer Untersuchung durchgeführt werden. In besonders schweren Fällen, in denen die Unterscheidung vom Mammakarzinom – oft zusätzlich durch mehrere Probeentnahmen mit den entsprechenden Vernarbungen kompliziert – immer schwieriger wird, kann man als letzten Ausweg die operative Entfernung des gesamten Brustdrüsengewebes, die sogenannte subkutane Mastektomie, sehen. Nur für diese kleine Gruppe (5%) der stark wuchernden Mastopathie ist das Krebsrisiko erhöht.

Tumoren

Im Gegensatz zur Mastopathie, die mehr diffuse Veränderungen macht, handelt es sich beim *Knoten* in der Brust um eine begrenzte Gewebevergrößerung. Die meisten Tumoren der weiblichen Brust sind gutartig.

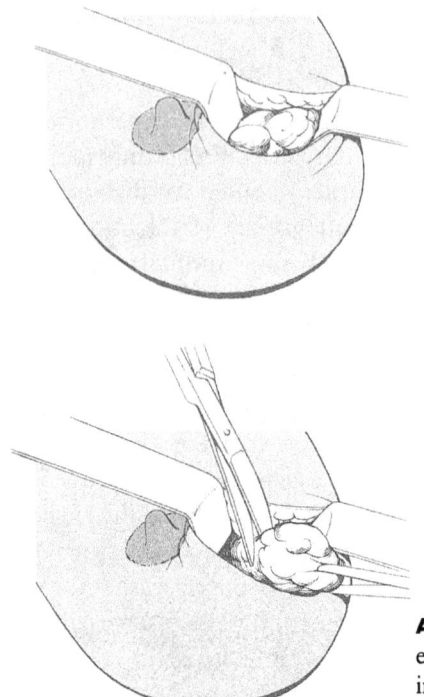

Abb. 43. Entfernung eines gutartigen Knoten in der Brust.

Je nachdem, aus welchem Gewebe ein Tumor aufgebaut ist, spricht man von *Fibromen* (gutartige Tumoren des Bindegewebes) oder *Lipomen* (gutartige Tumoren des Fettgewebes). Auch Mischformen sind möglich. Besteht ein Knoten aus Bindegewebe und Drüsengewebe, so bezeichnet man ihn als *Fibroadenom* (Abb. 43).

Gutartige Tumoren sind glatt begrenzte, gegenüber ihrer Umgebung gut verschiebliche Knoten. Je nach ihrem Inhalt sind sie derb oder prall elastisch.

Überall im Körper, wo Flüssigkeit produziert wird, kommt es relativ leicht zur Bildung von *Zysten*. Wird z.B. der Milchgang durch ein Hindernis verschlossen, so sammelt sich das Sekret dahinter an, es entsteht eine ballonartige, flüssigkeitsgefüllte Schwellung. Diese Zysten können relativ schnell entstehen und auch wieder verschwinden, indem das Sekret abfließt oder vom Körper resorbiert wird.

Feste Tumoren werden in der Regel chirurgisch entfernt, Zysten können punktiert werden. Aus kosmetischen Gründen wird der Schnitt so gelegt, daß er später in der unteren Umschlagfalte oder der Achselhöhle verschwindet. Auch den »Areolarrandschnitt« am oberen Rand des Warzenhofes sieht man später kaum noch.

Entzündung

Es gibt verschiedene Ursachen, die zu einer Infektion der weiblichen Brust führen können. Die häufigste ist die Entzündung der Brust nach einer Entbindung im Wochenbett. Die Keime gelangen entweder über eine Verletzung der Brustwarze oder über das während der Stillzeit weitgestellte Gangsystem der Milchdrüse in die Brust.

Seltener gelangen Keime außerhalb des Wochenbetts durch die Ausführungsgänge der Drüsen auf den Brustwarzen ins Brustgewebe. Ursache ist häufig eine *Hohlwarze*. Hierbei liegt Haut auf Haut, und es entsteht eine Feuchtzone, in der sich Bakterien leicht vermehren. Durch einen Drüsenausführungsgang gelangen schließlich die krankheitserregenden Keime in das darunter liegende Gewebe. Als Behandlung sollte hierbei nicht nur die Entzündung behoben, sondern auch die Hohlwarze korrigiert werden (Abb. 44).

Bei der dritten Möglichkeit kommt es durch eine Aussat auf dem Blutweg zu einer Entzündung, oft zu einer Abszeßbildung. Eine besondere Form des Brustkrebses, das inflammatorische Mammakarzinom, kann an

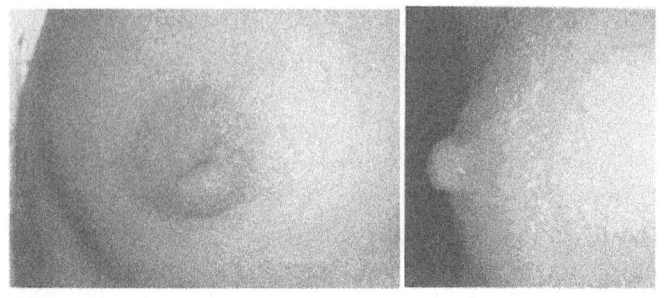

Abb. 44. Hohlwarze (**a**) und 8 Tage nach der Operation (**b**).

der Hautoberfläche eventuell genau so aussehen wie eine Entzündung und muß deshalb immer ausgeschlossen werden.

Nicht selten wird ein Morbus Paget, die Hautmetastase eines Brustkrebses, als Ekzem an der Brustwarze oder dem Warzenhof verkannt. Es handelt sich um einen unscheinbaren, geröteten, schuppenden Fleck mit Nässen und Krustenbildung, der auf die Therapie mit Salben nicht anspricht.

Die entzündlichen Brustveränderungen werden heute meist mit entzündungshemmenden Salben und Antibiotika behandelt. Kommt es trotzdem zu einer Einschmelzung und Abszeßbildung, so ist ein chirurgisches Vorgehen, eine Inzision notwendig.

Gar nicht so selten sind Entzündungen, die sich bei jungen Frauen neben der Brustwarze bilden. Oft entsteht hieraus ein Abszeß, manchmal sogar eine Fistel. Wird der Herd operativ saniert, so kann sich der Infekt nach einigen Monaten wiederholen. Als wahrscheinlichste Ursache für diese Abszesse gilt derzeit das Rauchen. Im Vergleich zu anderen Organen ist die Brustdrüse relativ selten Sitz eines tuberkulösen Infekts.

Anomalien und Fehlbildungen

Als Anomalie sei noch einmal die *Asymmetrie* der Brüste erwähnt. Selten sind die Größenunterschiede so groß, daß eine operative Korrektur notwendig wird.

Dagegen sollte die Indikation zur Operation der seltenen *Rüsselbrust* großzügig gestellt werden. Obwohl diese Fehlbildung, deren Genese nicht bekannt ist, eine schwere psychische Belastung für die betroffenen Mädchen darstellt, sollte mit der Operation bis zur Körperausreifung, also etwa bis zum 18. Lebensjahr gewartet werden (Abb. 45).

Die bekannteste Entwicklungsstörung sind *überzählige Brustdrüsen und Brustwarzen*. Sie können operativ entfernt werden, wenn sie stören (Abb. 46).

Mit dem *Fehlen* einer oder beider Brustanlagen oder der Brustwarze sind häufig auch andere körperlichen Entwicklungsstörungen wie Nierendysplasien oder Defekte der Zahnanlage verbunden.

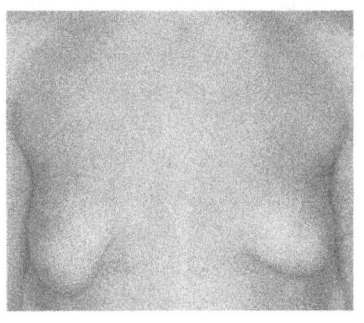 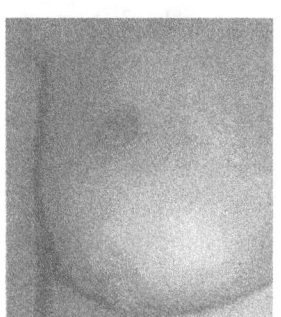

Abb. 45. Rüsselbrust.

Abb. 46. Überzählige Brustwarze.

Von der *pubertären Makromastie* spricht man, wenn das Brustwachstum deutlich über die Altersnorm hinausgeht und die Endgröße weit die der Mutter oder Schwester übersteigt. Ursache ist eine Unterfunktion des gelbkörperhormonbildenden Systems (Lutealinsuffizienz) mit einer erhöhten Prolaktinsekretion.

Über die *Striae,* die Schwangerschaftsstreifen, die bevorzugt auch an der Brust lokalisiert sind, haben wir bereits im Kapitel »Schwangerschaft und Stillen« (vgl. S. 62) berichtet.

Verschiedene Hautkrankheiten können auch die Brusthaut befallen, insbesondere das chronische Ekzem, die atopische Dermatitis, die Schuppenflechte (Psoriasis vulgaris) und der Morbus Bowen eine chronisch verlaufende Krebsvorform der Haut.

Die Brustentwicklung bei einem Mann, bezeichnet man als *Gynäkomastie.* Die sogenannte physiologische Gynäkomastie ist Folge einer subtilen Störung des Stoffwechsels der Sexualhormone und kommt beim Säugling, in der Pubertät und beim Greis vor. Die Neugeborenengynäkomastie (sogenannte Hexenbrust) wird wahrscheinlich durch plazentare Östrogene hervorgerufen. Während der Pubertät entwickeln zwei Drittel der Jungen ein deutliches, oft druckschmerzhaftes Anschwellen der Brust, was wohl darauf beruht, daß der Östradiolspiegel früher als der Testosteronspiegel Erwachsenenwerte erreicht. Die Ursache der Altersgynäkomastie dürfte darin liegen, daß der Testosteronspiegel abfällt und Östrogene relativ zunehmen, indem in Androgene in Östrogene umgewandelt werden.

Pathologische Formen der Gynäkomastie entstehen, wenn es beim Mann zu einem Testosteronmangel oder einem Östrogenüberschuß kommt. Zahlreiche angeborene Krankheiten wie z.B. das Klinefelter-Syndrom erzeugen eine solche Konstellation. Aber auch Hodenentzündungen, Hypophysenerkrankungen, eine Überfunktion der Schilddrüse, chronische Leber- und Nierenerkrankungen und Östrogen produzierende Tumoren können zu einem Brustwachstum führen.

Auch zahlreiche Medikamente, wie Spironolacton, Cyproteronacetat, Cimetidin, Digitalis, Morphiumabkömmlinge und Marihuana, Zytostatika und Alkohol können zu einer Gynäkomastie führen.

13 Vergrößerung, Verkleinerung und Straffung

Weiblich sein bedeutet schön zu sein und umgekehrt bedeutet ein Mangel an Schönheit auch Mangel an Weiblichkeit. Trotz aller Anstrengungen der Frauenbewegung, trotz Emanzipation werden Frauen weiterhin nicht nur von Männern, sondern durch ihre Geschlechtsgenossinnen weniger über ihr Handeln als über ihr Aussehen definiert.

Die Körpermerkmale in unserer äußeren Erscheinung senden soziale Botschaften aus, z.B. wie sexy, wie dominant, wie alt wir sind. Männlicher Bartwuchs suggeriert einen kraftvoll zubeißenden Kiefer, Aggressivität, Männlichkeit. Der rot geschminkte Mund der Frau mag unbewußt den geschwungenen Mund des hilflosen, saugenden Kleinkindes oder die lustvoll geschwollenen Labien des Primatenweibchens imitieren.

Die Verschönerung des Körpers ist eine alte, universell verbreitete Geste. Vieles was unserem Auge grotesk erscheint, wie langgezogene Hälse, künstlich verkleinerte Füße, spitzgefeilte oder schwarzlackierte Zähne, vergrößerte Oberlippen, erscheint einem Kulturkreis, der gelernt hat, sie als schön wahrzunehmen, eben als schön. Dagegen mögen einem Burmesen oder Senegalesen das Rotlackieren der Fingernägel oder das Implantieren von Silikon in die Brüste als monströse Entstellungen erscheinen.

Da das perfektionistische Streben nach Schönheit oft in die Nähe einer neurotischen Fixierung plaziert wird, sprechen Ärzte und Patientinnen nicht gern von »Schönheitsoperationen« oder »kosmetischen Operationen«, sie verwenden lieber den Ausdruck »plastische Operation«, um das Wiederherstellende und Verbessernde von funktionellen und ästhetischen Defekten zu betonen.

Das seelische Gleichgewicht kann durch einen körperlichen Mangel, z.B. eine anlagemäßige oder durch Erkrankung oder Unfall entstandene Deformität der Brust, so sehr beeinträchtigt sein, daß eine operative Korrektur angestrebt werden sollte, falls dies technisch machbar ist.

Die Möglichkeiten der plastischen Chirurgie werden oft überschätzt. Plastische Operationen an der weiblichen Brust sind mit zahlreichen Risiken verbunden und können das ganze Erscheinungsbild der Frau ändern, oft anders als sich die Patientin das vorgestellt hat.

Gerade weil plastische Operationen keine lebenswichtigen Eingriffe sind, müssen die Risiken gründlich bedacht werden. Da in aller Regel die Operation in einer Vollnarkose oder in einem Dämmerschlaf durchgeführt wird, beginnt hier bereits ein gewisses Risiko (sogar für das Leben), das zwar bei guter Gesundheit sehr klein, aber nicht gleich Null ist. Im weichen Brustgewebe können Nachblutungen die feinen Nähte gefährden und Entzündungen begünstigen. Wie in jedem Wundgebiet, so ist auch hier mit Wundheilstörungen durch Infektionen zu rechnen. Diese Komplikation kann zu breiten, häßlichen Narben führen. Es gibt aber auch Menschen, die anlagemäßig zu einer überschießenden Narbenbildung neigen. Werden wichtige Blutgefäße und Nerven durchtrennt, kann es zu Durchblutungsstörungen der Brustwarze (selten zum Absterben) und zu Gefühlsstörungen kommen.

Dennoch sind drei Viertel aller operierten Frauen mit dem Ergebnis sehr zufrieden und finden sich anschließend attraktiver. Ständig verbesserte Methoden versprechen immer bessere Resultate. Zu üppige Brüste werden auf die gewünschte Größe reduziert, erschlaffte werden gehoben und gerundet, zu kleine werden mit neuen, natürlich wirkenden Teilen ausgefüllt.

Die Hautschnitte werden so angelegt, daß die späteren Narben kaum noch zu sehen sind: über einen Achselhöhlenschnitt, einen Schnitt um die Brustwarze oder in der unteren Umschlagfalte. Bei der letztgenannten Schnittführung wird die spätere Narbe oft im äußeren Anteil etwas breit und im inneren leicht wulstig (Abb. 47).

Problematisch ist die Lageveränderung der Brustwarze nach oben, wie sie bei Brustverkleinerungen und -straffungen erforderlich ist. Da die Brustwarze vom Rand her mit Blut versorgt wird, sollte mindestens auf

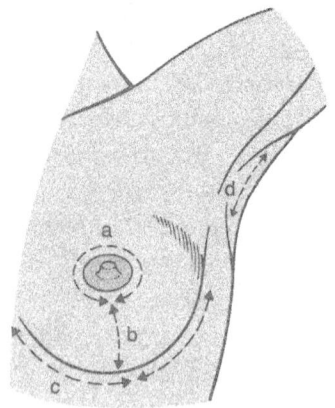

Abb. 47. Die vier typischen Schnittführungen bei plastischen Brustoperationen.

ein Drittel des Umfangs die umgebende Haut, Unterhaut und Lederhaut erhalten bleiben.

Vergrößerung der Brust

Immer wieder versuchen Frauen, denen die Erbanlage die derzeitigen Idealmaße nicht geschenkt hat, das Aussehen ihrer Brust zu verändern. Eine Vergrößerung der Brust ist durch konventionelle Methoden jedoch nur bedingt möglich. Wie in Kap. 3 geschildert, können gymnastische Übungen mit und ohne Gerät über eine Vergrößerung des großen Brustmuskels sowie eine Festigung des Bindegewebes durchaus eine Brustvergrößerung von 1–2 cm bewirken.

Ein aufrechter Gang und das Durchstrecken des Kreuzes bewirken ebenfalls eine von vielen Frauen und Männern unterschätzte optische Vergrößerung des Busens.

Massagen der Brust, insbesondere solche mit dem kalten Wasserstrahl, können ebenfalls das Bindegewebe anregen und über eine vermehrte Durchblutung eine Straffung erzielen.

Die hormonelle Therapie zu kleiner Brüste ist eine probate und bei 2 von 3 Frauen auch erfolgreiche Methode. Das Wachstum der Brust ist von den weiblichen Sexualhormonen abhängig. Insbesondere die Gabe von Östrogen vermag eine deutliche Vergrößerung der Brust zu bewirken. Allgemein bekannt ist die Tatsache, daß allein durch die verbreitete Einnahme der Antibabypille die Miederindustrie ihre Büstenhaltergrößen um 1–2 Nummern nach oben korrigieren mußte.

Durch die zyklusgerechte Gabe von Östrogenen, sowohl in Spritzen- als auch Tablettenform, kann die weibliche Brust vergrößert werden. Als Nebenwirkungen können eventuell Zwischenblutungen auftreten. Das kosmetische Ergebnis kann in vielen Fällen jedoch nur während der Hormonzufuhr aufrechterhalten werden. Nach Absetzen der Präparate weicht der schöne Erfolg nicht selten wieder der alten Form.

Ich selbst behandle die Mammahypoplasie folgendermaßen: Als hormonelle Basistherapie erhalten die Frauen wöchentlich eine Mischspritze mit Depotpräparaten beider Sexualhormone. Diese Therapie sollte 5–6 Monate durchgehalten werden. Als Ersatz können auch die älteren, relativ hoch dosierten Antibabypillen, insbesondere Sequenzpräparate in Tablettenform eingesetzt werden. Stattdessen, parallel dazu oder im Anschluß an die parenterale oder orale Hormongabe kann auch das Auftragen von Hormoncremes direkt auf die Brust erfolgreich sein. Ich empfehle morgens die Brüste mit Östrogel 0,06% (Estradiolgel) einzureiben. Dieses Präparat existiert nicht in Deutschland. Hersteller ist das französische Pharmaunternehmen Besins Isovesco Paris. Ein findiger Apotheker kann das Gel jedoch über den Großhandel besorgen. Abends sollte die Brust mit Progestogel (Progesteron) eingerieben werden. Unter dieser Behandlung habe ich Volumenzunahmen bis zu 30% gesehen. Während der Spritzkur besteht nach der 2. Injektion gleichzeitig ein Empfängnisschutz.

Es gibt natürlich auch viele Möglichkeiten, die Brust durch Spezialbüstenhalter mit Einlagen optisch zu vergrößern. Derzeit macht ein Renner aus Amerika Furore: Eine clevere Firma aus Los Angeles offeriert in einer schmucken Dose verpackt, ein unsichtbares Polster für den Superbusen. Dabei wird die Brust mit einem Klebeband von unten außen nach oben innen gedrückt und macht so ein optisch ansprechendes Dekolleté.

Die subjektiv als zu klein empfundene Brust kann heute aber auch durch einen operativen Eingriff auf die

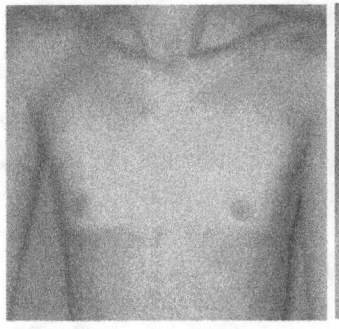 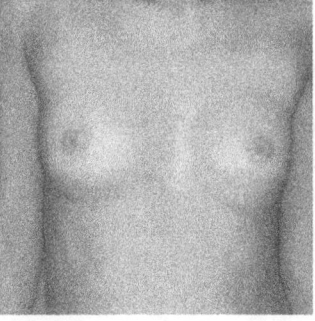

Abb. 48. Brustvergrößerung.

gewünschte Größe gebracht werden. Dabei wird eine Prothese, meist aus Silikon, in die Brust implantiert (Abb. 48).

Diese entweder mehr halbkugelförmigen oder eher tropfenförmigen Implantate werden normalerweise zwischen Brustdrüse und Brustmuskel oder seltener, wenn ein dünner Hautmantel besser aufgepolstert werden muß, zwischen Muskel und Rippen gelegt.

Die Hautschnitte für diesen Eingriff liegen in der Achselhöhle, in der unteren oder seitlichen Umschlagfalte oder im Warzenhof. Die besten kosmetischen Ergebnisse ergeben die Schnitte in der Achselhöhle und in der unteren Umschlagfalte.

Die Prothesen selbst sind heute durchweg mit Silikongel gefüllt und ähneln dem natürlichen Brustgewebe in Geschmeidigkeit, spezifischem Gewicht und dem Gefühl bei Berührung. Sie sind weich, sehr formbar und passen sich durch fließende Verlagerung der zähflüssigen Substanz im Innern der Kapsel auch den Bewegungen an, d.h. im Stehen hat die Prothese eher Tropfenform, im Liegen wird sie flach wie das echte Brustgewebe.

Durch neue Herstellungsverfahren kann die äußere Umhüllung in einem Arbeitsgang hergestellt werden, so daß keine Nähte mehr die Elastizität beeinträchtigen. Die gleichmäßige Wandstärke erhöht die Bruchsicherheit. Es gibt auch Doppel-Lumen-Prothesen. Die innere, gelgefüllte Kammer ist durch eine Barriere aus Kochsalzlösung von der Außenhülle getrennt, so daß bei Defekten zunächst die ungefährliche Kochsalzlösung austritt.

Außer den bereits beschriebenen Komplikationen kann es bei Implantaten zusätzlich zu entzündlichen Reaktionen der Haut wie Schmerzen, Rötung, Schwellung und Fieber kommen. Die gefürchtetste und gar nicht so seltene Komplikation ist die *Kapselfibrose*. Als natürliche Reaktion reagiert der menschliche Körper auf den Fremdkörper Prothese mit einer Vermehrung von Bindegewebe, um diesen vom Körper abzugrenzen. Bei der Kapselfibrose schießt diese Reaktion über das Ziel hinaus und führt zu einem regelrechten, immer härter, dikker und enger werdenden Panzer um die Prothese. Es entsteht ein Spannungsschmerz, das Implantat wird in eine kugelige Form gezwungen und oft nach oben außen abgedrängt. Im Extremfall sitzen die umkapselten Prothesen wie zwei Tennisbälle auf dem Brustkorb.

Als Grund für die Kapselfibrose ist zunächst die Narbenbildung zu sehen wie sie nach jeder Gewebeverletzung auftritt. Dann begünstigen feinste Silikonpartikel, die auch einmal durch die stabilste Hülle dringen können, die Entwicklung einer Fibrose. Zudem können eine dünne Hautdecke und ein enges Prothesenbett die Kapselbildung provozieren. So wenig wie man eine Narbenbildung mit Sicherheit vermeiden kann, läßt sich auch die Kapselfibrose nie durch präventive Maßnahmen ausschließen. Macht die Kapselfibrose Beschwerden oder sieht die Brust unschön aus, so kann der Arzt relativ schmerzlos durch Druck von außen die Kapsel zum Aufplatzen bringen (manuelle Kapselsprengung). Auch eine operative Kapselsprengung in Vollnarkose ist möglich.

Im Januar 1992 stoppte die US-Gesundheitsbehörde FDA die Verwendung von silikongefüllten Brustimplantaten, weil die Ungefährlichkeit der Implantate nicht mit hinreichender Sicherheit gewährleistet sei. Einige der ca. 3 Millionen so operierten Frauen klagten über rheumatische Gelenkerkrankungen, Muskelschmerzen und Erschöpfungszustände. Auch Magengeschwüre und Krebs könne vielleicht provoziert werden.

Obwohl sich in dem deutschen Implantat-Register der Fachgesellschaft für Plastische Chirurgie in Frankfurt/Main keine Hinweise für diese Komplikationen fanden, und obwohl Vertreter der sieben führenden deutschen Zentren für Plastische Chirurgie auf die Ungefährlichkeit der Brustimplantate hinweisen, leitete das Bundesgesundheitsamt (BGA) ein Stufenplanverfahren zur Klärung des Sachverhaltes ein.

In neuester Zeit werden die klassischen Silikonimplantate vermehrt durch beschichtete Implantate ersetzt. Die rauhe Polyurethanhülle erschwert zwar das Einsetzen, hat aber eine erheblich niedrigere Verkapselungsrate und verrutscht nicht so leicht. Die Patientin hat durch den Fremdkörper nach der Operation kurzfristig Schmerzen. Außerdem führt das Implantat für etwa 2 Monate zu einer leichten Schwellung und fühlt sich bis zu 6 Monate nach dem Eingriff fest an. Danach allerdings ist die Brust natürlich leicht, und das Implantat bleibt immer in Form.

Abbildung 49 zeigt die Operationstechnik zum Einsetzen eines Implantats. Der Eingriff kostet zwischen 5 000 und 10 000 DM.

Vor allzuhoch gesteckten Erwartungen an eine solche Operation ist zu warnen. Wer realistisch an den Ein-

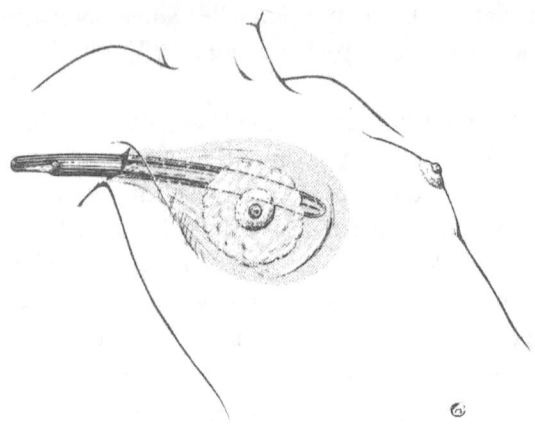

Abb. 49. Operationstechnik bei der Implantation einer Prothese.

griff herangeht, wird hinterher nicht so leicht enttäuscht sein. Bei Zweifeln ist es besser, statt einer aufwendigen operativen Korrektur der Brüste den Brustumfang durch Einlagen im BH und Bikini zumindest optisch zu korrigieren.

Korrektur der erschlafften Brust

Viele Frauen und ihre Ehemänner stört, daß nach einer Geburt und anschließender Stillphase die Brüste faltig, schlaff und viel länger werden. Während der Schwangerschaft und Stillperiode wächst das Brustdrüsengewebe und überdehnt dabei die Haut bis hin zu Zerreißungen der elastischen Fasern in Form von Schwangerschaftsstreifen.

Nach dem Abstillen kommt es dann zur Rückbildung des Drüsengewebes. Das form- und konsistenzarme Gewebe sinkt in dem schlaffen, überdehnten Hautsack nach unten. Es kommt zur Hängebrust mit flachem

Dekolleté und oft auch zu überdehnten Brustwarzenhöfen. Bei bewußter Gewichtsreduzierung auf das frühere Idealgewicht wird dieser Vorgang zusätzlich verstärkt, und die Brust wird noch unansehnlicher.

Die Erfolge mit der bereits beschriebenen konservativen Maßnahmen, wie Bürstenmassagen, Wechselduschen, Brustmuskelgymnastik, Body Building, Hormone in Form von Spritzen, Tabletten, Cremes, sind eher bescheiden. Trotzdem sollte ein Versuch unternommen werden.

Stellen sich jedoch diese Bemühungen als erfolglos heraus, so gibt es nur die Möglichkeit, die Veränderung als Naturvorgang zu akzeptieren oder sich der wirksamen Behandlung durch eine operative Korrektur zu stellen. Dabei wird der überdehnte und überschüssige Hautmantel entfernt, das schlaffe Drüsengewebe neu geformt und angehoben, der überdehnte Brustwarzenhof auf natürliche Größe verkleinert und ebenfalls angehoben (Abb. 50).

Dank moderner Operationsmethoden bleibt die Stillfähigkeit erhalten. Eine erneute Schwangerschaft kann den Operationserfolg jedoch in Frage stellen.

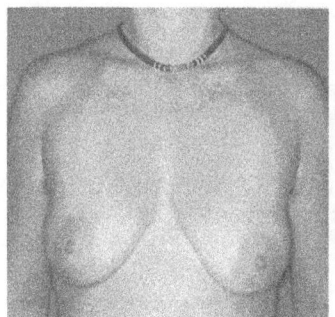 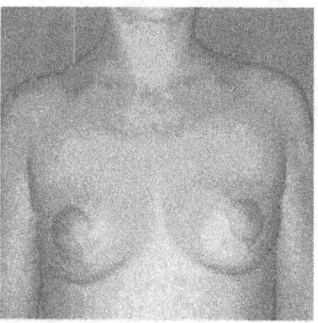

Abb. 50. Straffung und Anhebung der Brust bei Hängebusen.

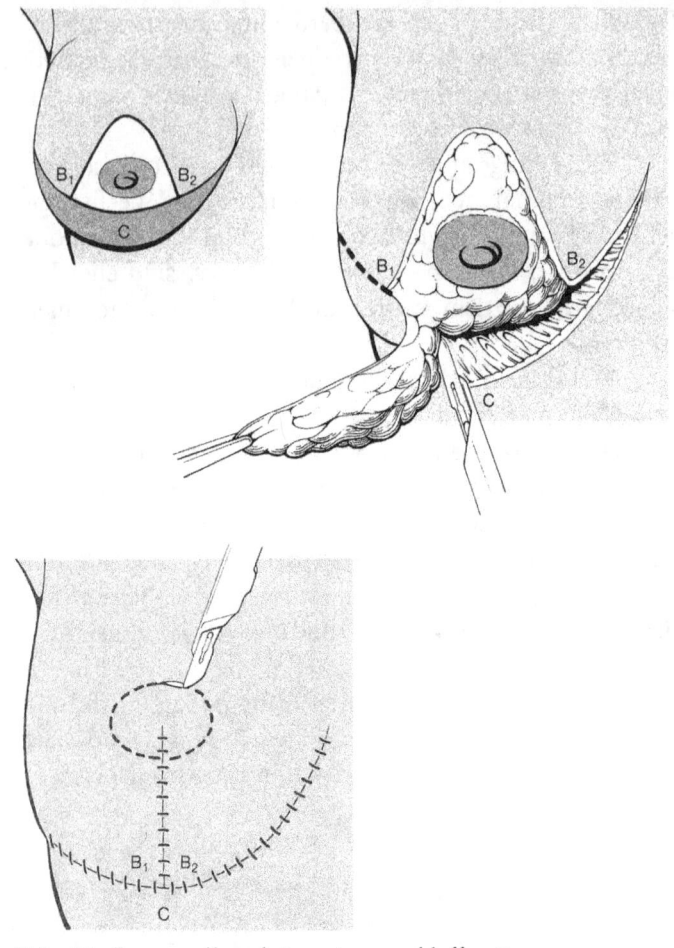

Abb. 51. Bruststraffung bei weniger erschlaffter Brust.

Abb. 52. Bruststraffung bei stark erschlaffter Brust bzw. Brustverkleinerung. ▶

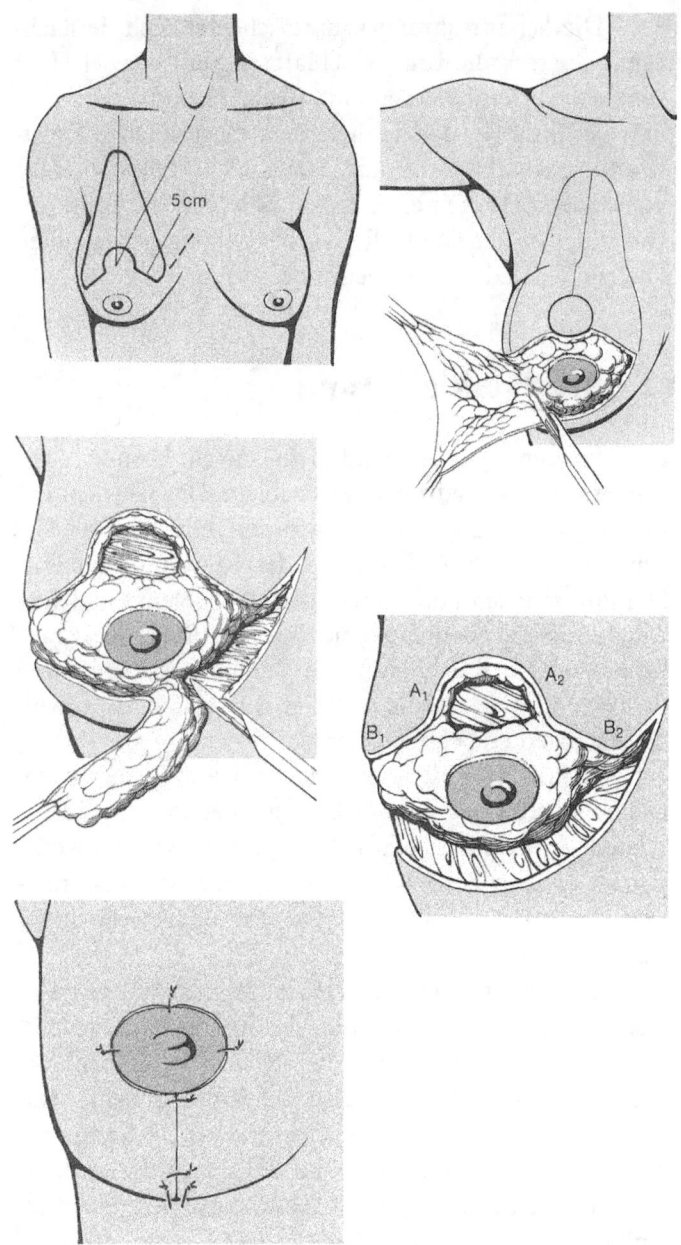

111

Die Schnittführungen unterscheiden sich, je nachdem wie stark die Brust erschlafft ist und wieviel Haut demnach entfernt werden muß (Abb. 51 und 52).

Wichtig ist, daß Frauen nach einer solchen Bruststraffung anschließend die Haut nicht belasten. Das konsequente Tragen eines festen BHs, der die Brust gut von unten stützt, kann die Narbenbildung geringhalten und ein Wiederabsinken verhindern.

Brustverkleinerung

Übergroße Brüste sind nicht nur ein kosmetisches, sondern oft ein medizinisches Problem. Das Gewicht der Brüste und der Zug nach vorn fordern ein ständiges Gegensteuern durch Anspannung der Rückenmuskulatur. Haltungsschäden und orthopädische Probleme sind vorprogrammiert. So übernehmen in aller Regel die Krankenkassen die Kosten für eine Reduktionsplastik, weil dadurch die Wirbelsäule entlastet wird und entsprechende Beschwerden behoben werden.

Es gibt etwa 30 verschiedene Operationstechniken. Die Schnittführung entspricht meist der in Abb. 52 gezeigten. Aus dem kugeligen Brustgewebe wird entweder nur im unteren Bereich ein Keil entfernt oder man reseziert rundum und beläßt nur das zentrale Gewebe hinter der Brustwarze.

Im Schnitt werden aus jeder Brust etwa 500 g Gewebe entfernt. Die Operationserfolge sind meist gut. (Abb. 53). Das Hauptproblem stellen die Narben dar. Breite und dicke Narben kann der Chirurg weitgehend verhindern, wenn er vor der Operation die Schnittlinien und Brustwarzen-Verschiebe-Linien sorgfältig markiert und anschließend für einen spannungsfreien Hautverschluß mit kosmetischen Nähten sorgt. Zusätzliche Pfla-

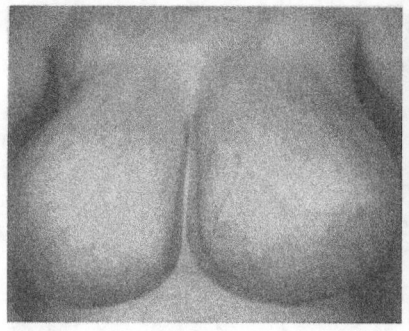 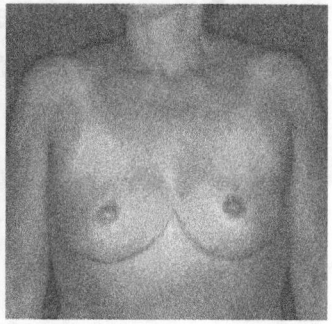

Abb. 53. Operative Brustverkleinerung bei übergroßer Brust.

sterstreifen können die Spannung von der heilenden Wunde nehmen.

Um die Sensibilität der Brustwarze und die Stillfähigkeit zu erhalten, ist es wichtig, die Verbindung zwischen Mamille und Drüsenkörper zu belassen. Dadurch wird außerdem eine Nekrose der Brustwarze verhindert.

14 Brustkrebs

Sechs bis acht von 100 Frauen bekommen Brustkrebs. Das Mammakarzinom ist in den meisten Ländern der westlichen Welt der häufigste Organkrebs. Es macht 25% aller Krebserkrankungen der Frau und 15% der gesamten Krebserkrankungen aus. 30 000 Frauen erkranken jährlich in den alten Bundesländern an diesem bösartigen Tumor, am häufigsten zwischen dem 50. und 60. Lebensjahr. Die jährliche Quote an Todesfällen hat bei uns die Größenordnung einer Kleinstadt, derzeit etwa 10 500. Weltweit wird eine Zunahme des Mammakarzinoms registriert.

Die Behandlung des Mammakarzinoms hat in den letzten Jahrzehnten bedeutende Fortschritte gemacht. Voraussetzung für den Erfolg ist allerdings die Früherkennung. Dazu ist die Selbstuntersuchung der Brust unentbehrlich (s. Kap. 10).

Schon lange hat sich in der wissenschaftlichen Welt die Ansicht durchgesetzt, daß bösartiges Wachstum nicht plötzlich, sondern relativ langsam über eine Kette zunehmend aggressiver Vorstufen entsteht. Bis ein Knoten tastbar wird, ist der Tumor meist schon jahrelang im Körper.

Risikofaktoren

Die Meldungen über die Ursachen von Brustkrebs überschlagen sich. Mal ist die Pille schuld, mal zu viel Sex, mal Tschernobyl.

Viele Risikofaktoren sind heute bekannt, viele liegen nach wie vor im dunkeln. Vermutlich liegt es an der Ernährung, daß Frauen in Europa und in den USA häufiger an Brustkrebs erkranken als Asiatinnen. Es könnte aber auch die Stilldauer eine Rolle spiele. Daß die Unterschiede nicht erblich bedingt sind, untermauert die Tatsache, daß z.B. für Japanerinnen das Risiko, an Brustkrebs zu erkranken, steigt, wenn sie in die USA auswandern. Halten wir uns zunächst an das, was bewiesen ist.

Ein besonders hohes Risiko tragen die Frauen, die *familiär vorbelastet* sind, d.h. in deren Verwandtschaft bereits Brustkrebs aufgetreten ist. In Familien, in welchen bereits bei zwei Frauen Brustkrebs vorkam, tragen alle weiblichen Verwandten ersten Grades – Schwestern, Mütter, Töchter – ein zehnfach höheres Brustkrebsrisiko. Eine Forschungsgruppe aus dem kalifornischen Berkeley hat erst kürzlich die Lage eines *Gens* ausfindig gemacht, das hinter der erblichen Anfälligkeit für Brustkrebs stecken könnte. Es ist eine Region auf dem Chromosom 17.

Möglicherweise läßt sich das individuelle Risiko in Zukunft zuverlässig einschätzen, wenn ein genetischer Test die Anwesenheit eines »Brustkrebsgenes« klären kann. Nach wie vor gehen Experten jedoch davon aus, daß nur 5–10% der Brusttumoren auf eine erbliche Vorbelastung zurückzuführen sind. Der weitaus größere Teil entsteht spontan unter der Einwirkung der Umweltfaktoren.

Hierbei spielt die *Ernährung* eine große Rolle. Darauf deuten auch die großen Unterschiede in der regionalen Häufigkeit des Brustkrebses hin. Daß wohl ein Zusammenhang zwischen Brustkrebs und Fettverzehr besteht, ahnt man schon lange (Abb. 54). Allerdings sind die Mechanismen bislang noch nicht geklärt. Entscheidend zur Vorbeugung ist jedoch, den Fettgehalt in der Nahrung insgesamt zu verringern. Höchstens ein Drittel der täglich aufgenommenen Kalorien sollte aus Fetten stammen.

Bewiesen ist außerdem ein Zusammenhang zwischen *Alkoholkonsum* und Brustkrebsrisiko. Im allgemeinen kann man sagen: Je mehr Alkohol eine Frau zu sich nimmt, um so größter ist das Risiko, an Brustkrebs zu erkranken. Bei 15 g Alkohol pro Tag ist es 1,6 mal so groß wie ohne Alkoholkonsum.

Zahlreiche medizinische Untersuchungen haben gezeigt, daß Menschen, die viel Obst und Gemüse verzehren, ein vermindertes Risiko haben, an häufig auftretenden Krebsleiden, z.B. auch Brustkrebs, zu erkranken. Deshalb empfehlen Ernährungsexperten, täglich zwei Frucht- und drei Gemüsemahlzeiten zu essen. Die durchschnittliche Kost der Bevölkerung westlicher Industrienationen enthält jedoch nur selten einen derart hohen Anteil an Früchten und Gemüsen.

Wissenschaftler am Nationalen Krebsinstitut der Vereinigten Staaten arbeiten deshalb derzeit an einem Projekt, die in Gemüse, Früchten, Kräutern und Getreide vorkommenden Substanzen mit krebsvorbeugender Wirkung zu extrahieren und Nahrungsmitteln zuzusetzen. Dazu zählen beispielsweise Indole, die im Kohl vorkommen und die das Hormon Östrogen inaktivieren können. Im Knoblauch enthaltene Schwefelstoffe verlangsamen das Wachstum von Tumorzellen. Zitrusfrüchte enthalten Terpene, die die Wirkung von krebs-

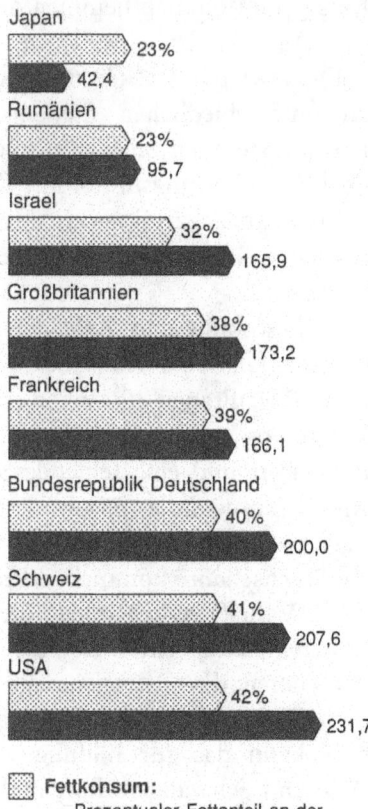

Abb. 54. Brustkrebserkrankung je 100 000 Frauen im Alter zwischen 45 und 69 Jahren.

auslösenden Umweltstoffen blockieren. Isoflavine aus Erbsen und Bohnen hemmen die Aktivität von Krebsgenen. Auch in Petersilie, Rosmarin, Hülsenfrüchten und Süßholzwurzeln stecken natürliche chemische Stoffe, die an unterschiedlichen Stellen den Mechanismus der Krebsentstehung blockieren können. Es ist durchaus denkbar, Nahrungsmittel mit Kombinationen aus mehreren Pflanzenextrakten anzureichern, die sich in ihren gesundheitsfördernden Wirkungen gegenseitig verstärken.

Zeitpunkt und *Zahl der Schwangerschaften* spielen ebenfalls eine Rolle bei der Brustkrebsentstehung. Kinderlose Frauen erkranken etwa zweimal so häufig an Brustkrebs wie Frauen mit Kindern. Auch eine späte Erstgeburt und eine fehlende Stilltätigkeit erhöhen das Risiko. Frauen, die spät ihre erste Regelblutung bekommen, in jungen Jahren viele Kinder kriegen und früh in die Wechseljahre kommen, erkranken weniger oft.

Wahrscheinlich spielt die *Anzahl der Menstruationszyklen* die entscheidende Rolle. In jedem Zyklus stimulieren die Östrogene die Drüsenzellen der Brust zum Wachstum. Je öfter sich diese Zellen teilen, desto eher kann das zur Bildung von Tumorzellen führen. Während Schwangerschaft und Stillzeit wird diese monatliche Provokation unterbrochen.

Die Gabe von *Östrogenen* in den Wechseljahren ohne die gleichzeitige Verabreichung von Gelbkörperhormon kann das Brustkrebsrisiko ebenfalls erhöhen. Ähnlich wirken bei geschlechtsreifen Frauen Zyklen ohne Eisprung (anovulatorische Zyklen).

Da Fettgewebe im Körper die Bereitstellung von Östrogenen und damit die Teilungsrate von Drüsenzellen fördern kann, spielt auch *Übergewicht*, besonders nach den Wechseljahren, eine ungünstige Rolle. Vegetarierinnen haben niedrigere Östrogenspiegel, sind normalerweise schlank und haben eine niedrigere Brustkrebsrate.

In diesem Zusammenhang ist der erst jüngst entdeckte Risikofaktor, die Art der *Körperfettverteilung*, wichtig. Forscher der University of South Florida fanden heraus, daß übergewichtige Frauen, bei denen sich das Fettgewebe am Bauch konzentriert, ein höheres Brustkrebsrisiko haben als übergewichtige Frauen mit hüftbetonter Fettverteilung.

Auch eine starke Gewichtszunahme während der Schwangerschaft gilt als Risikofaktor. Professor Dimitrios Trichopoulos von der Harvard University Boston entdeckte kürzlich, daß die *Ernährung während der Schwangerschaft* das spätere Brustkrebsrisiko bei den Töchtern beeinflußt.

Für die Brustkrebsentstehung bei den weiblichen Nachkommen könnten erhöhte Östrogenspiegel während der Schwangerschaft die Ursache sein. Da der Östrogenspiegel um so höher ist, je höher das Gewicht ist, wird eine Schwangerschaftsdiät gefordert, die die Gewichtszunahme möglichst gering hält.

Mit dem Einfluß des Östrogens hängt auch die Folgerung zusammen, daß Frauen, die die *Pille* nehmen, häufiger an Brustkrebs erkranken. Viele Studien weltweit widerlegten dieses Argument. Aber immer mal wieder wird eine Untersuchung publiziert, die doch ein erhöhtes Risiko sehen will. Offenbar ist das letzte Wort noch nicht gesprochen.

Als weitere Risikofaktoren sind große Brüste, eine proliferierende Mastopathie (s. Kap. 12), frühere Karzinome der Gebärmutter, der Eierstöcke und des Dickdarms anzusehen.

Auch *ionisierende Strahlen* können das Krebswachstum begünstigen. Das strahlenbedingte Brustkrebsrisiko durch wiederholte Mammographien dürfte jedoch zu vernachlässigen sein. Dagegen ist das gehäufte Auftreten von Mammakarzinomen nachgewiesen z.B. bei Frauen, die wegen anderer Erkrankungen einer örtlichen oder allgemeinen Strahlenbehandlung ausgesetzt waren. Radioaktive Strahlen, wie sie bei Kernkraftwerkunfällen oder beim Zünden von Atombomben freiwerden, haben dagegen noch ganz andere Dimensionen. Je stärker die Strahlungen sind, desto höher ist das Krebsrisiko.

Immer wieder diskutiert wird, ob möglicherweise *elektrischer Strom* zu einem erhöhten Krebsrisiko führt. Elektromagnetische Felder unterschiedlicher Stärke entstehen etwa in der näheren Umgebung von Starkstromleitungen, aber auch von Elektrogeräten, die in Haushalten Büros und Fabriken verwendet werden. Das Internationale Krebsforschungszentrum Lyon publizierte, daß z.B. Bewohner der britischen Hauptstadt London, die näher als 50 m von einer Hochspannungsleitung entfernt leben, ein um das Doppelte erhöhtes Krebsrisiko tragen.

Elektromagnetische Felder bewirken ebenso wie helles Licht ein Absinken der Produktion von Melatonin. Da Melatonin nicht nur den Tag-Nacht-Rhythmus des Organismus reguliert, sondern auch das Immunsystem aktiviert und die Hormone hemmt, die das Krebswachstum fördern, kann man sich auch diesen Zusammenhang plausibel erklären.

Wir kennen heute über 2000 *chemische Substanzen*, die mit Sicherheit Krebs auslösen können. Daß Teerprodukte Krebs erzeugen können, ist bereits 200 Jahre bekannt. Chemische Substanzen aus der Umwelt oder in unserer Nahrung erzeugen zwar bevorzugt Haut- und Lungentumoren oder bösartige Wucherungen im Magen-Darm-Trakt, können prinzipiell jedoch an allen Organen wirksam werden.

Stellvertretend für viele seien die beiden Substanzgruppen Benzpyren und N-Nitroso-Verbindungen genannt. Benzpyren kommt überall in der Umgebung von Menschen vor, in der Luft, im Wasser, im Boden, in der Nahrung, besonders aber beim Rauchen und in Verbrennungsmotoren von Autos und der Industrie. N-Nitroso-Verbindungen sind vorhanden in Lebensmitteln, Arzneimitteln, kosmetischen Präparaten, im Tabakrauch, im Trinkwasser, im Fleisch; sie entstehen in besonders hoher Konzentration in der Metallverarbeitung, beim Gerben von Leder und in der Gummiindustrie.

Daß auch *Viren* den Zellkern so verändern können, daß er unkontrolliert Tumorzellen bildet, ist ebenfalls lange bekannt. Im Tierversuch sind Brusttumoren durch Viren auszulösen.

Im allgemeinen nehmen Krebserkrankungen im *Alter* zu. Das gilt auch für Brustkrebs. Die Wahrscheinlichkeit, an einem Mammakarzinom zu erkranken, ist bei der 70jährigen 100mal so groß wie bei der 30jährigen.

Immer mehr rücken auch die *psychosomatischen Aspekte* der Krebserkrankung ins Zentrum des öffentlichen Interesses und der medizinischen Forschung.

Das »Selbst« des Menschen wird von den guten und schlechten Erfahrungen geprägt, die wir im Laufe des Lebens mit unserem Körper, mit unserer Person, mit den wichtigsten Bezugspersonen machen. Da niemand genau weiß, wann die erste Tumorzelle entstanden ist, und welche seelischen Belastungen einer Erkrankung vorausgegangen sind, ist die Erforschung der psychischen und sozialen Einflüsse naturgemäß schwieriger als bei leichter faßbaren Krankheitsursachen.

Die Medizingeschichte ist seit Hippokrates voll von Hinweisen daß negative Emotionen wie Angst, Trauer, Depressionen, Melancholie und persönliche Katastrophen das Auftreten von bösartigen Krankheiten fördern.

Betrachtet man sich die bisher erschienen Publikationen zur »Krebspersönlichkeit«, so fallen bestimmte Charakteristika auf: Konfliktvermeidung durch Verleugnung und Verdrängung, Aggressionshemmung, verminderte Gefühlsabfuhr einschließlich Aufstau von Ärger und Wut, Selbstaufopferung, Zurückstellung eigener Bedürfnisse und Selbstbeschuldigung, Autoritätsgläubigkeit, Religiosität, Moralität und starrer konservativer Lebensstil, angepaßtes Sozialverhalten verbunden mit Einsamkeit, leicht verwundbare zwischenmenschliche Beziehungen, gehemmte Sexualität, Neigung zu Hoffnungslosigkeit, Verzweiflung und pathologischer Trauer.

Kombiniert damit ist oft eine reduzierte Symptomaufmerksamkeit und ein ungünstiges Gesundheitsverhalten. Krankheitssymptome werden bagatellisiert, notwendige Arztbesuche werden hinausgeschoben.

Ist die Erkrankung eingetreten, so haben *die* Patientinnen die besten Überlebenschancen, die ihre negativen Emotionen ausdrücken können, sich um eine aktive Verarbeitung der Krankheit bemühen und hoffnungsvoll in die Zukunft sehen.

Die symbolische Bedeutung der Brust als »sündiges« Organ bewirkt, daß ihre Erkrankung eher mit Schuldgefühlen und dem Bedürfnis nach Selbstbestrafung und Selbstzerstörung verbunden wird. Bei Brustkrebspatientinnen wurden und werden immer wieder Störungen der Sexualität und der Identifizierung mit der weiblichen Geschlechtsrolle sowie erhebliche Konflikte in der Mutter-Kind-Beziehung beschrieben. Der introvertierte, kontaktarme, zu Depressionen neigende Frauentyp ist offenbar für Brustkrebs prädestiniert. Die gehemmte Sexualität äußert sich oft in Anorgasmie,

Frigidität, Schwierigkeiten in Partnerbeziehungen. Die Aggressionen verstecken sich nicht selten in übermäßiger Opferbereitschaft und schweren Konflikten in bezug auf die eigene Mutterschaft.

In der Familie der Mammakarzinompatientin findet sich häufig eine dominante, nüchterne, eher ablehnend und kalt erlebte Mutter, die die kindlichen Bedürfnisse nach Liebe und Zuneigung nicht erfüllen kann, und ein schwacher, nachgiebiger Vater.

Konflikte werden verdrängt und depressive Gefühle durch Leistung abgewehrt. Viele Psychoanalytiker, die Mammakarzinompatientinnen tiefenpsychologisch untersucht haben, sehen in der Erkrankung eine mißlungene Trauerreaktion, bei der ein Teil des Selbst, der das verlorene Objekt darstellt, abstirbt.

Mammakarzinompatientinnen hatten seltener und später vorehelichen Verkehr, hatten diesen öfter als unangenehm in Erinnerung, wurden in ihren Partnerbeziehungen oft enttäuscht, heirateten spät, leben relativ oft allein und waren als Jugendliche nicht so ausgelassen und so gesellig wie die gesunden Vergleichsgruppen. Viele Patientinnen geben von sich aus an, einen starken Wunsch zu haben, andere zu lenken, bei gleichzeitiger Neigung, Ärger verstärkt in sich hineinzufressen.

Mit der Aufzählung dieser psychodynamischen Besonderheiten der Mammakarzinom-Patienten ist jedoch die Frage nicht beantwortet, ob solche Faktoren die Entstehung eines Mammakarzinoms beeinflussen können. Eine Erklärung könnte sein, daß psychosensible, endokrine und zentral-nervöse Einflüsse auf das körpereigene Abwehrsystem einwirken. Niemand zweifelt heute mehr an, daß Immunfunktionen durch seelische Mechanismen beeinflußbar sind.

Frühstadien und Früherfassung

30% aller Menschen, die im Laufe ihres Lebens Krebs bekommen, werden vollständig geheilt. Nach dem heutigen Wissensstand könnte jedoch die Hälfte aller Krebskranken endgültig geheilt werden, würden sie von der Krebsfrüherkennung Gebrauch machen. Brustkrebspatientinnen überleben in 75% der Fälle, wenn sie rechtzeitig operiert werden. Meist kann auch die Brust erhalten bleiben.

Frühdiagnostik heißt, das Mammakarzinom in einem Stadium mit hoher Heilungswahrscheinlichkeit zu entdecken. Für die Beschreibung von Frühstadien gibt es eine große Zahl deutscher, lateinischer und angloamerikanischer Begriffe: Frühfall, Mikrokarzinom, lokalisiertes Karzinom, »minimal breast cancer«, »early stage breast cancer« usw. In der Regel sind es Karzinome unter 0,5 cm Durchmesser. Durch apparative Diagnostik gefundene Karzinome ohne pathologischen Tastbefund bezeichnet man als okkulte oder klinisch stumme Karzinome.

Warnzeichen:
- Veränderungen der Brustwarzen, unterschiedlicher Stand, Absonderung.
- Veränderungen der Brüste in Form und Größe, unterschiedliche Beweglichkeit.
- Rötungen, Einziehungen, Schuppungen.
- Knoten, Verhärtungen, Verdichtungen.
- Vergrößerte Lymphknoten.

Diese Veränderungen können bei der *Inspektion und Palpation* durch den Arzt, aber auch bei der monatlichen *Selbstuntersuchung* durch die Patientin (vgl. Kap. 10) festgestellt werden.

Anläßlich der jährlichen *Krebsvorsorgeuntersuchung* wird die Brust eingehend durch den Arzt untersucht. Gehört die Untersuchung der weiblichen Brust auch erst ab dem 30. Lebensjahr zu den Pflichtleistungen der Krankenkassen, so wird doch normalerweise der Arzt bei Frauen zwischen 20 und 30 Jahren anläßlich der Krebsfrüherkennungsuntersuchung auch die Brust untersuchen. Falls nicht, so sollten Sie ihn darum bitten.

Wie bereits in Kap. 11 erwähnt, können viele beginnende Mammakarzinome durch die Mammographie in einem Stadium erkannt werden, in dem sie noch nicht tastbar sind oder andere Symptome machen. Frauen über 40 Jahre sollten sich in 1- bis 2jährigen Intervallen dieser wertvollen, relativ ungefährlichen Untersuchung unterziehen, auch wenn die Mammographie voraussichtlich erst in 3–4 Jahren fester Bestandteil des Vorsorgeprogramms werden wird. Bei kontrollbedürftigen Risikofällen kann man auch auf die ungefährlicheren, aber nicht ganz so effizienten Methoden der Thermographie und Sonographie ausweichen.

Gerade beim Brustkrebs ist der Zeitpunkt der Diagnose entscheidender als die Art der heute möglichen Therapie. Deshalb wird die größte Aufmerksamkeit auf die Erkennung der Vor- und Frühstadien gerichtet.

Können Inspektion, Tast- und Mammographiebefund keine eindeutige Sicherheit gewährleisten, so ist immer auf einer *histologischen Gewebeuntersuchung* nach *Probeentnahme* zu bestehen.

Das Entartungsrisiko ist um so größer, je stärker die Zellwucherungen (Proliferationen) sind. Während bei der einfachen Mastopathie kein erhöhtes Krebsrisiko besteht, ist das Risiko bei ausgeprägten *Epithelproliferationen* und *Zellatypien* um das 20- bis 30fache erhöht. Findet sich bei der feingeweblichen Untersuchung gar ein gesteigert atypisches Epithel, so ist das als obligate

Vorstufe eines infiltrativ wachsenden Karzinoms anzusehen. Die Behandlung besteht hier in aller Regel in einer subkutanen oder einfachen Mastektomie mit plastischem Wiederaufbau.

Das gesteigert atypische Epithel bezeichnet man auch als **Carcinoma in situ** oder nichtinvasives intraduktales Karzinom, obwohl wichtige Kriterien der Bösartigkeit fehlen. Findet sich die Wucherung in den Läppchensegmenten so spricht man vom Carcinoma lobulare in situ.

10% der Carcinoma-in-situ-Fälle sollen nach fünf Jahren, 15% nach zehn und etwa 30% nach 15 Jahren in ein Karzinom übergehen. Die Mehrzahl der Fälle (ca. 70%) entartet nicht.

Die seltenen, in den Milchgängen wachsenden intraduktalen Papillome oder papillären Adenome werden ebenfalls als Krebsvorformen angesehen und müssen entfernt werden.

Alle diese nichtinvasiven Karzinome treten oft an mehreren Stellen gleichzeitig auf (multifokal) und werden in einem Viertel der Fälle in beiden Brüsten beobachtet.

Das Krankheitsbild

Wichtig für die Diagnose und die Prognose der Krebskrankheit sind Tumorgröße, Tumorform, Malignitätsgrad, Lymphknotenstatus und sehr entscheidend das Ergebnis der feingeweblichen Untersuchung, die Histopathologie.

Tumorgröße und eventuell Lymphknotenbefall und Metastasen ergeben die klinische Stadieneinteilung nach dem *TNM-System*.

T = Tumor: T1 bis 2 cm; T2 2–5 cm; T3 5–10 cm; T4 über 10 cm oder Infiltration in die Unterlage oder die Haut.
N = Nodi, bezeichnet Befall der regionalen Lymphknoten: N0 histologisch frei; N1 gleiche Seite befallen; N2 beide Seiten befallen; N3 verbackene Knoten.
M = Fernmetastasen: M0 keine Metastasen; M1 Metastasen vorhanden.

Die histologische Untersuchung des Mammakarzinoms hat heute einen hohen Sicherheitsgrad erreicht. Auch für die intraoperative Schnellschnittdiagnostik liegt die Trefferquote bei 93 bis 97%. Nur in etwa 5% ist eine eindeutige Aussage nicht möglich, dann muß das Ergebnis der Paraffinhistologie abgewartet werden. Falsch-positive Befunde sind praktisch auszuschließen.

Unter den invasiven Karzinomen überwiegen histologisch die *duktalen Tumore* (von den Milchgängen ausgehend) mit ca. 80%. Einen kleineren Anteil machen die *lobulären Karzinome* (von den Läppchen ausgehend) aus. Beide Tumorarten können in einer *invasiven* oder *nichtinvasiven Form* vorkommen. Beim nichtinvasiven Karzinom ist die Basalmembran noch nicht durchbrochen, es beschränkt sich auf den Raum im Milchgang bzw. im Drüsenläppchen.

Sonderformen sind der *Szirrhus* (Drüsenepithelkarzinom, bei dem es durch Einlagerung von derben Bindegewebssträngen zu einer harten Beschaffenheit des Tumors kommt) und das *Sarkom* (vom Bindegewebe ausgehender bösartiger Tumor), der *Morbus Paget* (Milchgangskarzinom, das in die Haut von Brustwarze und Warzenhof einwächst) und das *Inflammatorische Mammakarzinom* (Karzinom mit starken Entzündungszeichen). Der *Malignitätsgrad* bezeichnet den Grad der Bösartigkeit eines Tumors:

- Günstige Formen wachsen relativ langsam und geordnet, die typischen Gewebestrukturen sind gut zu erkennen;
- Eine Zwischenform wächst schneller und die Strukturen sind nicht mehr so gut zu erkennen;
- Die bösartigsten Formen wachsen schnell, ungeordnet, aggressiv, die typischen Strukturen sind nicht mehr zu erkennen, man bezeichnet den Tumor als »entdifferenziert«.

Für die feingewebliche Untersuchung sollte der verdächtige Bezirk (Knoten, Verdichtung, Zyste) ganz herausgenommen werden. Bei allen Biopsien ist immer die Gefahr gegeben, das eventuell bösartige Gewebe zu verfehlen.

Ein weiterer Prognosefaktor ist der *Östrogen- und/oder Progesteron-Rezeptor-Status*. Wie im in Kap. 2 erwähnt, kann das Mammakarzinom Rezeptoren, also Empfänger, für die beiden weiblichen Sexualhormone in den Zellmembranen enthalten. Werden solche Rezeptoren im Tumorgewebe nachgewiesen, bezeichnet man den Tumor als rezeptorpositiv, fehlen diese, so ist der Tumor rezeptornegativ. Besonders ältere Patientinnen, die einen positiven Hormonfaktor haben, sprechen sehr gut auf eine Hormontherapie an. Die Bestimmung der Hormonrezeptoren gehört zur routinemäßigen Untersuchung bei Brustkrebs.

Die Bestimmung der sogenannten *Tumormarker* wird in Zukunft vermutlich eine immer größere Rolle spielen. Das sind Eiweißstoffe, die bei Krebspatientinnen im Blut nachgewiesen werden können. Ein unspezifischer Tumormarker, der bei verschiedenen Tumoren vorkommt, ist das CEA (Carcinoembryonales Antigen), ein für Brustkrebs spezifischer Faktor ist das CA 15-3. Weniger die Einzelwerte als die Verlaufskontrollen ge-

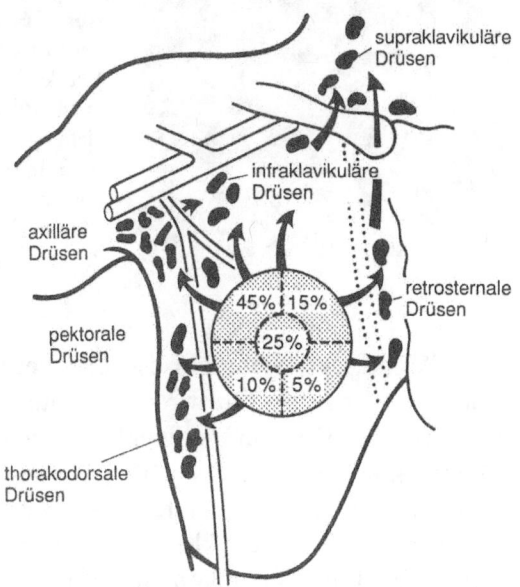

Abb. 55. Mammakarzinom und Metastasen.

ben wichtige Hinweise, insbesondere im Rahmen der Tumornachsorge.

Auch die Untersuchungen des Zellkerns (*Kerngrading*) im histologischen Präparat geben wichtige Anhaltspunkte für die Prognose der Erkrankung.

Das Mammakarzinom ist in knapp 50% im oberen, äußeren Quadranten lokalisiert. Oft sind zum Zeitpunkt der Operation bereits die Achsellymphknoten befallen. Je nach Lokalisation des Primärtumors können auch die Lymphknoten unter und über dem Schlüsselbein (infraklavikuläre und supraklavikuläre), hinter dem Brustbein (retrosternale), unter dem Brustmuskel (pektorale) oder diejenigen Richtung Rücken (thorako-dorsale) befallen sein (Abb. 55).

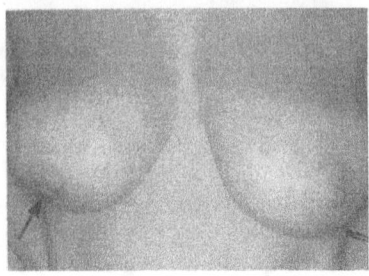

Abb. 56. Tumor hinter der Brustwarze, der im Vergleich zur Gegenseite in einer deutlichen Einziehung (*Pfeil*) sichtbar wird. In diesem Fall handelte es sich um ein Mammakarzinom von 3,6 cm Durchmesser.

Wichtigstes Symptom ist die Verdichtung, der *Knoten* in der Brust. Oft wird der Knoten erst entdeckt, wenn er einen Durchmesser von 0,5 cm hat. Auch in der Mammographie werden kleinere Herde relativ selten festgestellt. Je größer und fester die Brust ist, um so schwieriger läßt sich ein kleiner Knoten ertasten. Für die rechtzeitige Entdeckung kommt erschwerend hinzu, daß ein bösartiger Knoten nicht immer wehtun muß.

Über dem Knoten kann die Haut vorgewölbt oder punktförmig eingezogen sein (sogenannte Apfelsinenhaut). Sitzt das karzinomatöse Gewebe hinter der Brustwarze, so kann diese eingezogen sein (Abb. 56), was besonders oft beim Szirrhus vorkommt. Ist der Tumor schon etwas fortgeschritten, so sind eventuell die regionären Lymphknoten in der Achselhöhle vergrößert tastbar.

Man nimmt an – da die Tumorverdoppelungszeit 180 Tage beträgt – daß ein Knoten bereits einige Jahre besteht, bevor er tastbar wird.

Wird das Mammakarzinom nicht, zu spät oder unzureichend behandelt, so zerstört der Tumor die ganze Brust und bricht durch die Haut durch. Die Gefahr für das Leben erwächst jedoch nicht aus dem Tumor selbst, sondern aus seinen Absiedlungen, den Tochtergeschwülsten oder Metastasen im ganzen Körper. Bevorzugt metastasiert das Mammakarzinom in Knochen, Lunge und Leber, seltener in die Nebenniere, die Haut, die Eierstöcke. Am schmerzhaftesten sind die Knochenmetastasen. Gefährliche Komplikationen sind Knochenbrüche z.B. im Oberarm oder Oberschenkelknochen, die ohne äußere Einwirkung entstehen. Auch in der Wirbelsäule, in den Beckenknochen und Rippen und im knöchernen Schädel können sich Metastasen ansiedeln. Der Tod erfolgt schließlich durch eine Schwächung des gesamten Organismus, eine Reduzierung der Körperabwehr, eine Blutarmut und letztlich häufig durch eine Lungenentzündung.

Trotz der Erweiterung der (früh)diagnostischen und therapeutischen Maßnahmen liegt die echte Heilungsrate des Mammakarzinoms global zur Zeit immer noch bei nur ca. 35%.

Die operative Behandlung

Die Behandlungsstrategien bei Brustkrebs sind im letzten Jahrzehnt dadurch gekennzeichnet, daß man immer mehr die radialen operativen Maßnahmen verläßt und sich einer fallorientierten, individuellen, eher brusterhaltenden Operationsmethode zuwendet (Abb. 57).

Die Gefahr hierbei sehe ich darin, daß – wie bei allen Richtungsänderungen – das Pendel derzeit zu weit ausschlägt. Französische Mediziner behandelnd z.Zt. gewisse Brustkrebsformen nur mit Medikamenten und Bestrahlung ohne Operation. In einer entsprechenden Studie am Salpetrière Hospital in Paris wurden 250 Frauen mit einseitigem Brustkrebs nur mit Chemotherapie und Bestrahlung behandelt. Das Ergebnis war ebenso erfolgreich wie die operative Therapie.

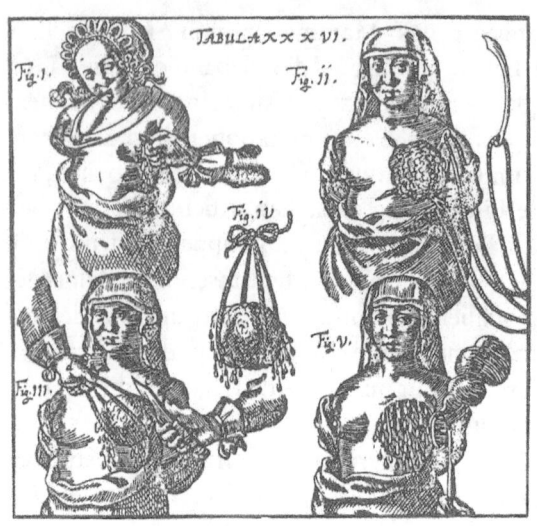

Abb. 57. Illustration einer Brustamputation aus dem Jahr 1666.

Grundprinzip jeder operativen Maßnahme bleibt die möglichst komplette Tumorentfernung unter Einschluß eines 1 cm breiten Saumes im gesunden Gewebe. Während die *Mamma-Radikal-Operation* nach Rotter-Halsted, bei der neben der gesamten Brust auch der Brustmuskel und die Lymphknoten der Achselhöhle entfernt werden, nur noch bei den fortgeschrittenen Formen Anwendung findet, gilt als Standardoperation heute die *totale Mastektomie*. Dabei wird der große und kleine Brustmuskel im allgemeinen belassen und als Hautschnitt wählt man aus kosmetischen Gründen die horizontale Umschneidungsfigur. Komplikationen wie das gefürchtete Lymphödem des Armes sind dabei geringer und die Wiederaufbauplastik ist einfacher durchzuführen.

Das Schlagwort der 90er Jahre ist jedoch die *brusterhaltende Operation*. Der Wandel im Therapiekonzept setzte Ende der 70er Jahre ein, als man feststellte, daß man mit weniger verstümmelnden Eingriffen und unter Einbeziehung von Bestrahlung und der ergänzenden Therapieformen wie Chemotherapie und endokrinologischen Verfahren gleich gute Erfolge erzielte. 1990 war auf dem Internationalen Krebskongreß und dem Gynäkologenkongreß der Haupttenor, daß die brusterhaltende Operation heute nicht mehr die Ausnahme ist, sondern immer mehr zur Regel wird.

Die brusterhaltende Operation, bei der entweder nur der Tumor oder der betreffende Quadrant entfernt wird, hat unter bestimmten Voraussetzungen die gleichen Heilungsergebnisse wie die große Radikaloperation, die 75 Jahre lang praktiziert wurde. Dabei sollte die Größe des Primärtumors, die Tumorlokalisation, die Relation Tumorgröße zur Brustgröße berücksichtigt werden. Auch wenn derzeit noch keine einheitlichen Selektionskriterien erstellt wurden, so gilt doch, daß der Tumordurchmesser 2 cm nicht überschreiten sollte.

Der Befall der Achsellymphknoten ist grundsätzlich kein Hinderungsgrund für eine brusterhaltende Operation, ebensowenig das Alter der Patientin.

Die Entfernung der Lymphknoten in der Achselhöhle ist deshalb so wichtig, weil diese Lymphknoten die erste Auffangstation für die Tumorzellen sind und schon bei relativ kleinen Karzinomen befallen sein können. Werden bei der Operation die Lymphbahnen und -knoten oberhalb der Achselvene tangiert, so kommt es zu dem gefürchteten Armödem, dem Anschwellen des Armes. Schonung, Hochlagerung, eine spezielle Gymnastik, physikalische Maßnahmen, insbesondere aber die Lymphdrainage, können die Beschwerden mildern. Gelegentlich wird auch eine operative Verpflanzung von Lymphgefäßen vom Bein eingesetzt. Eine eiweißreiche, salzarme Diät ist als begleitende Maßnahme der Einnahme von Diuretika (»Wassertabletten«) vorzuziehen.

Die Bestrahlung

Die eigentlichen Röntgenstrahlen werden nur noch in der Diagnostik eingesetzt. In der modernen Strahlentherapie verwendet man vorzugsweise Strahlen mit sehr hoher Energie, die von Elektronenbeschleunigern oder von radioaktiven Metallen (Kobalt, Caesium, Iridium) erzeugt werden.

Die Strahlendosis, die früher in r (Röntgen) gemessen wurde, wird heute in Gy (Gray) angegeben. Diese Messung berücksichtigt besser die im bestrahlten Gewebe aufgenommene Dosis. Ein Gy entspricht ungefähr 100 r.

Bei diesen Strahlen handelt es sich um elektromagnetische Wellen, die im Gegensatz zum Sonnenlicht durch die höhere Energie tiefer ins Gewebe eindringen können. Sie bewirken die Hemmung der Zellteilung und die Vernichtung der Zellen. Die Hauptprobleme sind das genaue Zielen auf das kranke Gewebe, die exakte Dosierung und das Schonen des nichterkrankten Gewebes. Die Strahlenempfindlichkeit der Tumore ist sehr unterschiedlich. Die meisten Tumore der Brust sprechen sehr gut auf Strahlen an.

Grundsätzlich sollte nach brusterhaltender Therapie eine homogene perkutane Nachbestrahlung erfolgen.

Der Radiologe wird einen Bestrahlungsplan erstellen, um einerseits das Tumorbett mit einer höheren Strahlendosis zu treffen (Boost-Bestrahlung) und das übrige Gewebe mit einer uniformen Dosis zu erreichen und um andererseits die Belastung für Nachbarorgane wie Herz und Lunge möglichst gering zu halten.

Vom psychologischen Standpunkt aus betrachtet, ist die Möglichkeit der brusterhaltenden Therapie zu begrüßen. Das darf aber nicht darüber hinwegtäuschen, daß es zu erheblichen Strahlenschäden kommen kann. Je weniger radikal operiert wird, um so intensiver und konsequenter muß bestrahlt werden. In vielen Fällen kommt es während der Bestrahlung zu erheblichen Beeinträchtigungen des Allgemeinbefindens. Kopfschmerzen, Übelkeit, Brechreiz, Depressionen zeichnen das Bild des Strahlenkaters aus, und es kommt zu einem Absinken der Immunkräfte. Bei Behandlungsfehlern kann es zu Schäden an den benachbarten Organen wie Lungenentzündung, Lungenfibrose und Osteoradionekrose kommen.

Durch die Bestrahlung wird aber oft auch das kosmetische Ergebnis ungünstig beeinträchtigt. Es kann zu Hautpigmentierungen kommen, Erweiterung der Blutgefäße, aber auch zu Verhärtungen und Schrumpfungen.

Dank der modernen Medizintechnik gelingt es heute immer besser, die ungünstigen Effekte relativ gering zu halten. Normalerweise wird die errechnete Gesamtstrahlungsdosis auf die vier Strahlungsregionen (Brust, Achselhöhle, Brustbein, Schlüsselbein) auf 20–30 Einzelstrahlungen verteilt, so daß die gesamte Behandlung 5–6 Wochen dauert.

Die Chemotherapie

In der Chemotherapie werden Medikamente eingesetzt, die das Zellwachstum, genauer die Zellteilung hemmen. Deshalb spricht man auch von Zytostatika. Ähnlich wie bei der Bestrahlung ist auch hier das

Hauptproblem, daß das Medikament die bösartige Zelle zerstören soll und gleichzeitig das gesunde Gewebe möglichst wenig beeinträchtigt.

Die zytostatische Behandlung der Brust ist nicht gezielt gegen das Organ gerichtet, sie soll den ganzen Körper erreichen, weil überall Metastasen sein können. Die Medikamente werden deshalb in Form von Tabletten, Spritzen und Infusionen verabreicht.

Die von den Patientinnen und den behandelnden Ärzten gefürchteten *Nebenwirkungen* beruhen darauf, daß gesunde Zellen, die sich besonders schnell teilen, ebenfalls stark in Mitleidenschaft gezogen werden. Besonders betroffen sind die relativ kurzlebigen weißen Blutkörperchen (Leukozyten), die im Knochenmark gebildet werden. Da diese für die Immunabwehr und die Abwehr von Bakterien so wichtigen Zellen weniger produziert werden, steigt die Infektionsgefahr. Auch die für die Blutgerinnung wichtigen Blutplättchen fallen ab, weshalb es zu Blutungen kommen kann. Während einer zytostatischen Therapie müssen deshalb ständig Leukozyten und Thrombozyten kontrolliert und reguliert werden.

Die Medikamente wirken auch auf die Zellen von Magen und Darm und rufen Übelkeit, Appetitlosigkeit und Brechreiz hervor. Zytostatika greifen die Haarwurzeln, in denen das Haarwachstum stattfindet, an und führen zu einem vorübergehenden Haarausfall. Mit einer eisgefüllten Kopfhaube kann jedoch der Haarausfall gemildert werden. Der Haarausfall ist aber fast immer nur vorübergehend, und eine Perücke kann die Zeit, bis die Haare wieder nachgewachsen sind, überbrücken.

Der Vorteil der zytostatischen Behandlung liegt darin, daß Tumorzellen vernichtet werden, die der Operation und der Bestrahlung entgangen sind. Da jedoch auch die körpereigene Abwehrkraft geschwächt wird,

wird dem Körper die Möglichkeit genommen, selbst mit der Erkrankung fertig zu werden. Dieses Argument ist der Hauptangriffspunkt für Befürworter biologischer oder alternativer Methoden. Das Für und Wider einer Chemotherapie wird meist so entschieden, daß man Frauen vor den Wechseljahren, die zudem noch Absiedlungen in den Lymphknoten haben, die aggressive Therapie zumutet, weil man annimmt, daß der Nutzen größer ist als die Schädigung. Die individuelle Einstellung der Patientin bezüglich Lebensverlängerung und Lebensqualität ist jedoch sehr wichtig. Solche Therapien sollten nur nach einem offenen, ehrlichen Gespräch erfolgen.

Die Wirksamkeit der Chemotherapie ist heute unter Fachleuten unumstritten. Die Frühsterblichkeit kann um 20–40% vermindert werden. Bezüglich der endgültigen Heilungsrate gehen allerdings die Meinungen schon wieder auseinander.

Zahlreiche Medikamente stehen zur Zytostatikabehandlung zur Verfügung. Es sind folgende Gruppen: Alkylantien, Antimetaboliten, Zytostatische Antibiotica, Mitoseblocker. Meistens werden 2 bis 5 dieser Medikamente kombiniert und in einem festgelegten Therapieschema verabreicht. Am bekanntesten ist die Dreierkombination, das CMF-Schema (Cyclophosphamid: Endoxan, Cyclostin; Methotrexat; Fluorouracil: Fluroblastin). Diese Standardtherapie wird in 6 Zyklen, wobei das Intervall 4 Wochen beträgt, durchgeführt. Eine Kombination von Hormon- und Chemotherapie ist möglich, da die Angriffspunkte der Präparate verschieden sind.

Immer wieder treffen sich weltweit anerkannte Forscher und geben in einem Consensus Statement die neuesten Ergebnisse zur Chemotherapie des Mammakarzinoms bekannt. Bei fortgeschrittenem Mammakarzinom wird derzeit versuchsweise eine heroische Methode der »autologen Knochenmarktransplantation« getestet, die bisher nur gegen Blutkrebs zum Einsatz kam. Der Krebskranken wird dabei nahezu das gesamte Knochenmark abgesaugt. Danach wird die Patientin mit einer extrem hohen Dosis von Zytostatika behandelt. Übersteht die Frau diese nicht ungefährliche Therapie, so wird nach 4 Wochen das eigene Knochenmark wieder zurückinfundiert. Die Erfolgschancen sollen bei 50% liegen.

Die hormonelle Behandlung

Viele hormonbildenden Drüsen beeinflussen die gesunde Brustdrüse (vgl. Kap. 2) und natürlich auch zumindest teilweise das Mammakarzinom. Folgende Wirkstoffe haben Eingang in die Therapie gefunden: Antiöstrogene (Tamoxifen), Östrogene (Ethinylestradiol) Gestagene (Medroxyprogesteronacetat), Androgene (Testolacton), Anabolika (Metenolonacetat) und Kortikosteroide.

Von der adjuvanten hormonellen Systemtherapie mit dem Antiöstrogen Tamoxifen profitieren vor allem Karzinomträgerinnen in der Postmenopause. Zentrales Anliegen der Hormontherapie ist die Ausschaltung der Hormonwirkung auf das Mammakarzinom. Tamoxifen blockiert die Hormonrezeptoren für Östrogen und hemmt den eventuell wachstumsfördernden Einfluß des Hormons auf den Tumor. Sind die Östrogen- und Progesteronrezeptoren positiv, findet man in 75% der Fälle einen günstigen Einfluß. Tamoxifen gibt es als Tabletten (z.B. Nourytam, Nolvadex, Kessar, Zemide), es ist relativ gut verträglich.

Die operative Entfernung der Eierstöcke bei Mammakarzinompatientinnen zur Ausschaltung der Östrogenwirkung wird nur noch selten durchgeführt. Der Eingriff hat noch seine Berechtigung bei Frauen vor den Wechseljahren, die an einem rezeptorreichen, metastasierenden Mammakarzinom erkrankt sind. Operationen an der Nebenniere und der Hypophyse hatten immer nur eine untergeordnete Bedeutung und werden heute nicht mehr durchgeführt.

Einen festen Platz in der Hormontherapie hat das halbsynthetische Gestagen Medroxyprogesteronacetat (MPA), das ebenfalls besonders gut wirksam ist, wenn die Hormonrezeptoren positiv sind. Es wird gewöhnlich als Zweittherapie eingesetzt, wenn die Tamoxifenbehandlung nicht zum gewünschten Erfolg führt. Nebenwirkungen können die Thrombosegefahr und die Gewichtszunahme sein.

Fast gleichwertig ist der Aromatasehemmer Aminoglutethimid, der oft in Kombination mit Kortikosteroiden verabreicht wird. Die Enzymblockade verhindert, daß in der Nebenniere Androstendion zu einem Östrogen umgewandelt wird. Besserungen sind besonders bei Knochenmetastasen und Knochenschmerzen zu erwarten. Orimeten ist ein Kombinationspräparat aus Antiöstrogen und Aromatasehemmer.

Auch wenn die Mehrheit der bösartigen Brusttumoren unter Östrogeneinfluß wächst, ist jedoch auch die Tatsache bekannt, daß manche Brusttumoren durch Östrogene gehemmt werden. Innerhalb eines Tumors können offenbar sehr komplizierte Strukturen sein, die verschieden beeinflußt werden können.

Neue Therapiemöglichkeiten könnten sich aus der Anwendung der GnRH (Gonadotropin-Releasing-Hormon)-Agonisten ergeben, die über eine Blockade an der Hypophyse zu einer Senkung der peripheren Geschlechtshormone führen. Für das Mammakarzinom fehlen derzeit noch entscheidende Auswahlkriterien. Die Methode bewirkt eine pharmakologische Kastration.

Seit geraumer Zeit wird diskutiert, daß auch das Prolaktin, ein Hormon aus der Hirnanhangdrüse, etwas mit der Entstehung von Mammatumoren, auch dem Mammakarzinom, zu tun haben könnte. Klinische Versuche, mit Prolaktinhemmern, das Tumorwachstum zu stoppen, sind jedoch noch nicht abgeschlossen.

Die hormonelle Behandlung des Mammakarzinoms ist lediglich als zusätzliche Therapie anzusehen, die das krankheitsfreie Intervall verlängern kann. Eine Heilung von Patientinnen mit verbliebenen Mikrometastasen kann dadurch nicht erreicht werden.

Biologische und alternative Methoden

Krebs ist keine Erkrankung der einzelnen Zelle, sondern eine Erkrankung der Gesamtorganisation. Die einzelne Zelle teilt sich nur, die Differenzierung kommt von übergeordneten Gestaltungskräften. Viele Onkologen sind der Meinung, daß nur über einen Eingriff an diesen Kraftstrukturen, z.B. über eine Immunmodulation und die Entwicklung monoklonaler Antikörper die Krebskrankheit irgendwann einmal besiegt werden kann.

Über die Hälfte der Mammakarzinompatientinnen sucht Hilfe bei Naturheilmitteln, 20% befolgen eine Diät und 10% wenden paramedizinische Tumormedikamente an. Viele Frauen, denen die Schulmedizin nur eine desillusionierende Prognose stellen kann, flüchten sich in einem verständlichen irrationalen Heilbedürfnis zu Zell- und Enzymtherapien, setzen auf Mistelpräparate und Thymusextrakte und alle möglichen Diäten.

Zu den meisten Heilanwendungen existieren wissenschaftliche Untersuchungen. Die biologischen Behandlungskonzepte können die bisher beschriebenen Methoden der Schulmedizin sinnvoll unterstützen, allein können sie jedoch keine endgültige Heilung erreichen. Es ist bekannt, daß sich auf diesem Gebiet viele selbsternannten Wunderheiler und Scharlatane mit dem Leid der Krebspatienten eine goldene Nase verdienen wollen. Das Hauptziel der biologischen Behandlung liegt in der Stärkung der körpereigenen Abwehrkraft. Manchen biologischen Präparaten wird auch eine direkte Wirkung auf die Tumorzellen nachgesagt, andere sollen die mit vielen Nebenwirkungen belastete Chemotherapie erträglicher machen. Daß Ernährungsfaktoren bei der Entstehung von bösartigen Tumoren eine große Rolle spielen können, ist heute unbestritten.

Ein intaktes Immunsystem kann die verschiedenen Erreger, aber auch Krebszellen abtöten und den Ausbruch einer Krebserkrankung verhindern. Man nimmt an, daß dieser Vorgang in der Natur immer wieder funktioniert.

Das Abwehrsystem des Menschen ist über mehrere Organe und Strukturen im ganzen Körper verteilt: die Milz, die Gesamtheit der Lymphknoten, die Mandeln (Tonsillen) im Nasen-Rachenraum, der Thymus (eine Drüse, die hinter dem Brustbein liegt und sich ab der Pubertät wieder zurückbildet) und Zellverbände im Darm. Im strömenden Blut sind verschiedene Eiweißkörper, besonders aber die weißen Blutkörperchen (Leukozyten und Lymphozyten) für die Abwehr verantwortlich.

Die Immuntherapie will dieses System stärken und damit den Körper im Kampf gegen das bösartige Wachstum unterstützen. Am bekanntesten sind vielleicht die *Mistelextrakte*, die schon seit den 20er Jahren in der biologischen Krebstherapie eingesetzt werden. Ich selbst habe in einigen Fällen erstaunliche Besserungen gesehen. Da diese Medikamente kaum negative Nebenwirkungen haben, sollte auch der Schulmediziner sie nicht einfach arrogant übergehen. Nicht alles was man (vorerst) nicht versteht, ist unwissenschaftlich oder manipuliert. Die wichtigsten Präparatenamen sind: Iscador, Helixor, Plenosol.

Die Präparate, die mittels Injektionen verabreicht werden, sollen nachweislich zu einer vermehrten Ausschüttung von Granulozyten aus dem Knochenmark, zu einer Vermehrung von Makrophagen, die Krebszellen auffressen können, und zur Vermehrung der Eosinophilen führen. Außerdem soll die Reifung der T-Lymphozyten im Thymus begünstigt werden. Weiter sollen Mistelpräparate gezielt Krebszellen auflösen, ohne die gesunden Zellen zu schädigen.

Genau so alt wie die Misteltherapie ist die zusätzliche Behandlung mit *Thymusextrakten*. Während man lange Zeit glaubte, der Thymus spiele im Erwachsenenalter keine Rolle mehr, sieht man seit 20 Jahren vermehrt, welche wichtige Rolle das Organ bei der zellulären Immunität spielt. Man weiß heute, daß die sogenannten Thymushormone Vorläuferzellen aus dem Knochenmark erst in thymusabhängige Lymphozyten, die T-Lymphozyten umwandelt. Neben der Abwehr von Krankheitserregern wird diesen Zellen heute auch eine große Bedeutung bei der Zerstörung von Tumorzellen beigemessen. Die große Frage ist jedoch, ob Thymuspräparate in Tabletten- und Spritzenform (Tp-1 Serono Thymostimulin, Siccacell, Thymus Dragees, Zellmedin-Thymus 200) oder tiefgefrorene *Frischzellen* wie Frigocyt Immunocyt und Thymus in der Lage sind, die Funktion der Thymusdrüse zu kopieren. Selbst die Behandlung mit Frischzellen, die direkt vom Tier auf den Menschen übertragen werden, wird von den meisten seriösen Wissenschaftlern eher skeptisch beurteilt.

Der Begriff »Immun-Adjuvanzien« stammt von Freund, der 1956 eine Verstärkung des immunologischen Sensibilisierungsprozesses durch Paraffin, einem Emulgator und abgetötete säurefeste Stäbchen beschrieb. In diese Richtung gingen auch die frühen, grundsätzlichen Überlegungen von Paul Niehans für die Zelltherapie insgesamt. Während jedoch Versuche mit dem Impfstoff gegen Tuberkulose (BCG), Darmbakterien usw. das Immunsystem anzuregen, enttäuschten, wurden dagegen angeblich gute Erfolge mit einem »lyophilisierten fetalen Bindegewebe von Schafen« (Resistocell) erzielt. Die Deutsche Gesellschaft für Zelltherapie berichtet, daß in Hannover bis 1986 150 Brustkrebspatientinnen mit fetalem Tiergewebe behandelt wurden, was die Lebenserwartung verdoppelt habe.

Auch wenn solche positiven Berichte von anderer Seite immer wieder angezweifelt werden, so kann man doch davon ausgehen, daß die immunanregenden Substanzen zumindest die Unterdrückung des Immunsystems durch Operation, Bestrahlung und Chemotherapie teilweise korrigieren.

Sehr viel Vorschußlorbeeren ernteten die *Interferone*, das sind Glykoproteine, die im menschlichen und tierischen Körper vorkommen. Eine biologische Behandlung von AIDS, anderen schweren Viruserkrankungen wie Hepatitis und von Krebs ist in greifbare Nähe gerückt. Interferone sind aus Zucker und Eiweiß bestehende Immunmodulatoren, die zur Gruppe der »Biological response modifiers« zählen. Der genaue Angriffspunkt ist noch unklar, doch hat jetzt die klinische Bewährungsphase begonnen. Manche Krebsarten sprechen erstaunlich gut auf diese Therapie an.

Auch die *Ozon-Therapie*, wobei dem Körper eine gewisse Menge Blut entnommen und mit dem dreifachen Sauerstoff versetzt wieder zugeführt wird, hat eine gewisse Bedeutung in der Nachbehandlung von Krebspatienten erzielt.

Eine von Patienten und Ärzten oft unterschätzte Möglichkeit ist die, mit der richtigen *Ernährung* Krebswachstum zu unterdrücken. Der Ausdruck »Krebs-Diät« ist nicht so glücklich, richtiger sollte es »Immun-Diät« heißen. Im Zusammenhang mit Brustkrebs ist bekannt, daß eine fettreiche und zu süße Ernährung das Risiko einer Erkrankung erhöht.

Die Abwehrkräfte werden durch eine vernünftige, eiweißreiche und vitaminreiche Ernährung gestärkt. Milchprodukte, mageres Fleisch, Fisch, Obst, Gemüse, Salate liefern den Zellen die Stoffe, die sie im täglichen Abwehrkampf benötigen. Ob nun die Bitterstoffe aus der Teufelskralle oder die sibirische Eleutherokk-Wurzel bei Brustkrebs einen stärkeren immunstimulierenden Effekt hervorrufen als das banale Vitamin C wage ich zu bezweifeln. Rote Beete und Leinöl können so sinnvoll sein wie die mäßige Sonnenbestrahlung.

Erwiesen ist, daß Sport und Spiele, die Freude machen, das Immunsystem günstig beeinflussen. Glück und Harmonie in einer zufriedenen Partnerschaft ist ein nicht zu unterschätzendes Stimulans für unser Immunsystem. Nachweislich erkranken Menschen ohne Partner häufiger an Infektionen, Allergien und Krebs.

Psychotherapie

Eine psychotherapeutische Zusatztherapie bewirkt bei schwerkranken Patientinnen mit Brustkrebs eine durchschnittliche Verlängerung der Lebenszeit von 1 1/2

Jahren. Es geht also etwa bei einer psychosozialen Gruppentherapie nicht nur um eine Verbesserung von Stimmungslage und Lebensqualität, sondern um eine Steigerung der körperlichen Widerstandskraft und speziell um eine Auswirkung auf das neuroendokrine und das Immunsystem.

Mittelpunkt psychosozialer Nachsorge ist die Gesprächstherapie mit dem Ziel, der Patientin in einem Klima der Offenheit, der persönlichen Wertschätzung und emotionalen Wärme das angstfreie Wahrnehmen der Krankheit zu ermöglichen. Durch eine höhere Selbstakzeptanz können innere und äußere Konflikte gelöst werden.

Brustkrebs wird als Bedrohung der Weiblichkeit und als Bedrohung des Lebens empfunden. Die Bewältigungsprozesse sind durch psychologische Studien erforscht und können durch verschiedene Therapien unterstützt werden. Im Vordergrund steht immer die Analyse der Situation und die Besprechung der Ängste und Erwartungen sowie ein geeignetes Entspannungstraining. Der Verlust der Brust, des Organs, das weibliche Harmonie symbolisiert, bedarf einer intensiven Verarbeitung, einer echten, schweren Trauerarbeit. Es dauert oft ein Jahr und länger bis die neue Realität akzeptiert werden kann und das innere Gleichgewicht wieder hergestellt ist.

Wer seine negativen Emotionen ausdrücken kann, aktiv die Krankheit verarbeitet, kann hoffnungsvoller in die Zukunft blicken und hat eine bessere Überlebenschance. Eine wichtige Aufgabe der Psychotherapie ist es, die Patientinnen immer dazu zu bringen, ihre Gefühle auszudrücken. Unterschwellige Schuldzuweisungen müssen abgebaut werden.

Oft kommt es zu einer völligen Blockade des Dialogs, weil sich Arzt und Patientin nicht gegenseitig beunruhigen wollen. Viele Ärzte erkennen ihre eigenen Verleugnungs- und Abwehrtendenzen nicht. Es ist eine Vielfalt von subjektiven Phantasien, die Menschen am Reden hindern. Angst, Hilflosigkeit, Hoffnungslosigkeit, Depression, Ärger, Wut, Auflehnung können einfach nicht weggeredet werden. Die Bedrohung des weiblichen Selbstbildes, die Selbstwertproblematik muß fachkundig durchgearbeitet werden.

Viele brustoperierte Frauen spüren im Verhalten ihrer *Partner* oft Zurückhaltung oder sogar Kälte und ein Unvermögen, ihre eigenen Ängste auszudrücken. Zahlreiche Männer leiden sehr, wenn ihrer Frau die Brust abgenommen wird, sie leiden an schweren Schlafstörungen, Alpträumen, Depressionen und sind kaum noch fähig zu arbeiten. Oft vermeiden die Männer, die operierte Seite anzusehen oder zu berühren.

Man hat festgestellt, daß die Orgasmusfähigkeit durch eine Brustamputation stark reduziert wird. Während vor der Operation 75% der befragten Frauen durch den Geschlechtsverkehr befriedigt wurden, waren es nach der Behandlung nur noch 25%. Die Hälfte der Patientinnen hatte 1/2 Jahr nach dem operativen Eingriff noch nicht wieder den Geschlechtsverkehr aufgenommen. Diese Tatsache zeigt, daß eine einfühlende Sexualberatung genauso wichtig ist wie eine sorgfältige Operation.

Die Bedeutung der Qualität einer Paarbeziehung ist evident. Harmonische Ehen haben mehr Ressourcen, um die krankheitsbedingte Veränderung zu meistern als Paare, in denen die Partner unzufrieden sind und wenig gegenseitiges Vertrauen haben. Die Tendenz, die Krebserkrankung zu tabuisieren und zu verleugnen, ist bei Angehörigen von Krebspatienten oft stärker als bei den Patienten selbst. In vielen Ehen werden Gespräche über die Erkrankung vermieden. Emotionale Äußerungen, wie Angst und Weinen werden nicht gezeigt, dadurch kommt es zur Entfremdung und Unsicherheit.

Die psychologisch-therapeutische Hilfestellung darf sich jedoch nicht auf tröstende Ratschläge beschränken wie sie auch ein guter Freund geben kann. Gefordert ist die professionelle Psychotherapie unter Einschluß analytischer, verhaltenstherapeutischer und imaginativer Techniken. Dann ist Krebs nicht nur eine existentielle Krise, sondern die Chance für einen Neubeginn.

Daß es vielen Frauen und Paaren auch ohne fremde Hilfe gelingt, die ganze Problematik zu bewältigen, ist selbstverständlich. Es gibt Frauen, die wenige Monate nach der Brustamputation berichten, daß der Partner sie mit Zärtlichkeiten und Liebe überhäuft und die Ehe noch nie so glücklich gewesen sei.

Brustprothesen und Büstenhalter

Der überwiegende Teil der brustamputierten Frauen entschließt sich nicht zu einer wiederherstellenden Operation der Brust, wohl aber zum Tragen einer Brustprothese im Büstenhalter. Dies ist nicht nur eine figurkosmetische Versorgung, die Prothese gleicht auch den einseitigen Gewichtsverlust aus und verhindert Verspannungen im Schulter- und Rückenbereich.

Schon bald nach der Operation kann zur Erstversorgung eine provisorische Prothese aus Schaumstoff, Fiberfill oder Baumwolle mit textiler Watte getragen werden. Während der Nachbestrahlung sollte jedoch zur Vermeidung von Druckstellen auf das Tragen einer Prothese verzichtet werden.

Die Dauerprothesen bestehen in der Regel aus Silikon, einem Material, das den natürlichen Zustand der

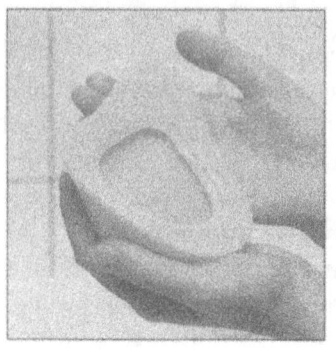 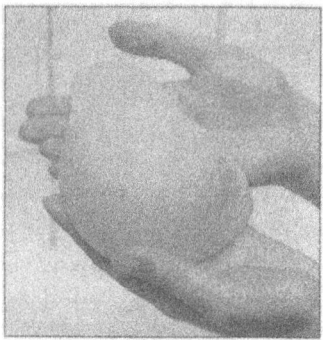

Abb. 58. Brustprothese.

Brust imitiert (Abb. 58). Gewicht, Größe, Konsistenz und Schwingungsverhalten sind der gesunden Brust angepaßt. Spezielle Büstenhalter sichern den Sitz der Prothese. Diese kann in einer Textiltasche getragen werden oder mittels eines Haftrings direkt am Körper fixiert werden. Medizinische Prothesen können heute unter modischer Kleidung, unterm Sportdress und Badeanzug problemlos getragen werden.

Am sinnvollsten ist es, sich in einem orthopädischen Fachgeschäft, einem Sanitätshaus oder Miederwarengeschäft die möglichen Brustprothesen zeigen zu lassen und auszuprobieren. Einarbeitungen und Änderungen können dann vorgenommen werden. Es ist zweckmäßig, vor der endgültigen Fertigstellung die Krankenkasse zu informieren. Die Kosten betragen um 300,- DM und werden fast immer von den Kassen übernommen.

Die Brustrekonstruktion

Vielen Frauen ist das tägliche Hantieren mit der Prothese lästig, auch weil es sie ständig an ihre Operation und Erkrankung erinnert. Immer mehr Frauen entschließen sich deshalb für eine Wiederaufbauoperation mit Hilfe einer implantierbaren Prothese. Die plastische Chirurgie hat in den letzten Jahren gerade auf diesem Gebiet große Fortschritte erzielt.

Natürlich eignen sich nur prognostisch günstige Befunde für eine chirurgische Brustrekonstruktion. Rezidive und Metastasen müssen ausgeschlossen sein. Implantierbare Prothesen bestehen ebenfalls wie die BH-Prothesen meist aus Silikon und passen sich durch fließende Gewebeverlagerungen der jeweiligen Stellung an (Abb. 59).

Voraussetzung für eine solche Operation ist das Vorhandensein von genügend nicht durch Strahlen geschädigte Haut. Die Schnittführung der Amputation sollte horizontal verlaufen und der Brustmuskel sollte erhalten sein. Es dürfen keine ausgedehnten Narben mit Verwachsungen vorhanden sein.

Die Prothese wird normalerweise nicht am Körper fixiert, sondern wird nur locker unter das Gewebe ge-

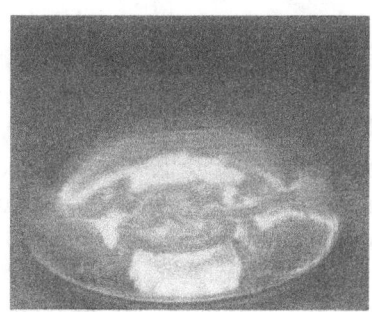

Abb. 59. Implantierbare Silikonprothese.

legt. Da häufig nicht genügend deckendes Gewebe vorhanden ist, wird der Brustmuskel zur Bedeckung herangezogen.

Viele Gründe sprechen dagegen, die wiederherstellende Operation direkt an die Amputation anzuschließen, da das erkrankte Gewebe durch diesen Eingriff zusätzlich gereizt wird und der weitere Verlauf der Erkrankung so früh noch nicht abzusehen ist. Vielmehr wird eine sekundäre *Aufbauplastik* in der Regel nach einem tumorfreien Intervall von 1–2 Jahren durchgeführt.

Früher waren oft zwei, drei und mehr Ausgleichsoperationen notwendig. Heute kommt man meist mit einer Operation aus, wenn man einen auffüllbaren Expander verwendet, und wenn über der amputierten Brust ausreichend viel stabile Haut vorhanden ist. Das Füllungssystem kann über ein Ventil, das seitlich am Brustkorb unter der Haut angebracht ist, mittels einer Kanüle mit einer Kochsalzlösung gespeist werden. Das allmähliche Vergrößern des Implantats und die damit verbundene Hautdehnung verlaufen für die Patientin weitgehend schmerzlos. Nach etwa 3 Monaten kann die Expanderprothese gegen ein Silikonimplantat ausgetauscht werden (Abb. 60).

Steht auf der operierten Seite nicht genügend intakte Haut zur Verfügung, so muß körpereigenes Gewebe das entfernte Brustgewebe ersetzen. Durch eine sogenannte *Schwenklappenplastik* wird das Gewebe von benachbarten Körperabschnitten, ohne daß die Blutversorgung unterbrochen wird, an die Brust herangeführt.

Eine rekonstruierte Brust läßt sich heute ohne weiteres mit einer neuen *Brustwarze* und einem neuen Warzenhof versehen. Für die Rekonstruktion stehen dem Operateur verschiedene Methoden zur Verfügung.

Brustwarze und Warzenhof können bei der Amputation entnommen vorübergehend in die Haut an der

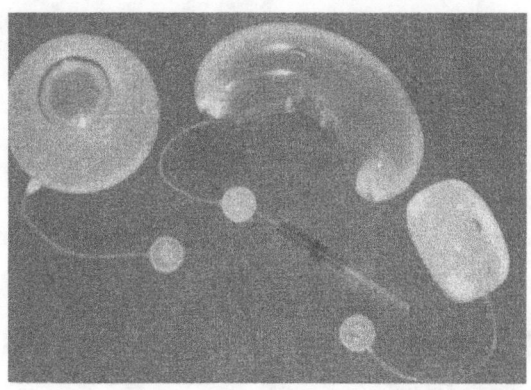

Abb. 60. Verschiedene Beispiele für Expander.

Leistengegend eingepflanzt und später bei der Rekonstruktion wieder transplantiert werden. Die Gefahr einer Metastase bleibt bei dieser Methode jedoch bestehen.

Meistens wird deshalb eine freie Transplantation von pigmentierter Haut vorgenommen. Dazu können zirkuläre Streifen vom gegenseitigen Warzenhof, Haut der Augenlider oder von der Innenseite der Oberschenkel entnommen werden (Abb. 61). Die Aufrichtung der Mamille erfolgt entweder mit einem lokalen Schwenklappen oder durch die freie Transplantation der halben Brustwarze der Gegenseite, Haut der kleinen Schamlippe oder eines Stückchen Ohrläppchens.

Häufigste Komplikationen einer Rekonstruktion ist die Kapselfibrose, die in Kapitel 13 (S. 106) beschrieben wurde. Andere operative Mißerfolge besonders bei ungeübten Operateuren sind immer möglich. Oft haben ungünstige Ergebnisse ihren Grund in einem zu kleinen Hautmantel für die Prothese.

In der Nachsorge ist die Aussagekraft der Mammographie manchmal eingeschränkt. Durch die Verbindung mit Ultraschall und Thermographie ist die Diagno-

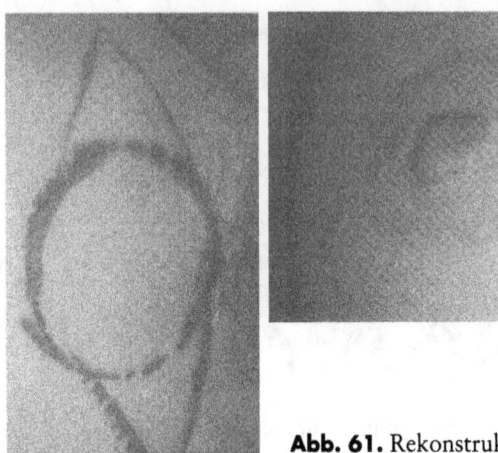

Abb. 61. Rekonstruktion einer Brustwarze.

stik jedoch gewährleistet, vorausgesetzt hinter der Prothese befindet sich kein Drüsengewebe, welches erkranken könnte.

Selbsthilfegruppen

In den 70er Jahren bildeten sich parallel zu Friedens-, Umweltschutz- und ähnlichen Bürgerorganisationen Selbsthilfegruppen von Menschen mit den verschiedensten Krankheiten. Eine davon ist die sehr engagierte »Frauenselbsthilfe nach Krebs«.

Den Selbsthilfegruppen liegt die Erkenntnis zu Grunde, daß die therapeutische Kraft des gemeinsamen Gesprächs innerhalb der Gruppe den Mitgliedern wesentlich mehr Kraft und Hilfe geben kann als jede Einzelinitiative. Durch die Gruppendynamik kommt es zu einer Rückgewinnung der Selbständigkeit. Die Frauen lernen, ihre Gefühle, auch ihre negativen, in Worte zu fassen. Viele finden durch die persönliche Auseinandersetzung mit der Krisensituation und dem Tod eine neue, gekräftigte Identität.

Kein Konflikt ist zu lösen, indem man ihn vermeidet. Es gilt, den Mut zu finden, sich dem seelischen Schmerz und dem tiefgreifenden Wandel zu stellen. Nur dann lassen sich die inneren Kräfte mobilisieren, welche die Fähigkeit zu leiden ausmachen. Die Frauen lernen, die tiefe Krise zu durchleben, statt sie zu unterschlagen.

Die »Frauenselbsthilfe nach Krebs« hat es sich jedoch auch zur Aufgabe gemacht, darüber hinaus über sozialrechtliche Fragen, Rehabilitationsmöglichkeiten, Krebsnachsorge und Ernährungsfragen zu informieren. Frauen werden im Krankenhaus besucht, Angehörige werden betreut, Experten werden zu Vorträgen eingeladen usw.

Die »Frauenselbsthilfe nach Krebs« wurde 1976 in Mannheim gegründet und umfaßt inzwischen 260 Gruppen in vielen Städten. Kontaktadresse: Frauenselbsthilfe nach Krebs, B6, 10/11, 6800 Mannheim Tel.: 0621/24434.

Die Nachsorgeuntersuchung

Onkologische Arbeitskreise, Ärztekammern usw. haben Empfehlungen erlassen, wann welche Nachsorgeuntersuchungen bei Brustkrebspatientinnen vorzunehmen sind. Die meisten Nachsorgeprogramme laufen über 5 Jahre, wobei die Abstände zwischen den einzelnen Untersuchungen immer länger werden.

Sinn dieser Untersuchungen ist es, ein erneutes Tumorwachstum rechtzeitig zu erkennen. Gefahndet wird also nach einem *Rezidiv*, einer Erkrankung im Bereich der behandelten Brust oder nach einer Metastase, also nach Absiedlungen des Tumors in anderen Organen. Die Behandlung von Rezidiv oder Metastasen erfolgt wieder durch Operation, Bestrahlung, zytostatischer Therapie oder Hormontherapie.

Eine Zwischenanamnese und eine körperliche Untersuchung sollten in den ersten 2 Jahren vierteljährlich und danach halbjährlich durchgeführt werden. Zu achten ist auf Gewicht, Lokalbefund der behandelten Brust und Tastbefund der gegenseitigen Mamma, Abtasten der Lymphknoten in der Achselhöhle und unter dem Schlüsselbein, Armumfang und -beweglichkeit, Überprüfung der Lebergröße, der Wirbelsäule und der Lunge. An Laborwerten sollten zunächst viertel-, dann halbjährlich die Blutsenkung und ein kleines Blutbild gemacht werden. Jedes halbe Jahr sollten Gamma-GT, alkalische Phosphatase und die Tumormarker CEA und CA 15-3 kontrolliert werden. Zusätzlich können Kalzium, Eisen/Kupfer und LDH bestimmt werden.

Alle 6 Monate sollte eine Ultraschalluntersuchung der Leber, eine Röntgenaufnahme der Lunge und eine gynäkologische Untersuchung durchgeführt werden. Einmal im Jahr ist eine Mammographie und eine Skelettszintigraphie angezeigt.

Im Rahmen der Betreuung nach einer Brustkrebserkrankung können sich so viele individuelle Fragen ergeben, die jede Patientin mit ihrem Arzt erörtern muß. Zwei Probleme sollen hier jedoch noch einmal angesprochen werden: das Armödem und die Einschränkung der Schulterbeweglichkeit.

Durch die neuen behutsameren Operationstechniken bekommen heute viele Frauen keinen dicken Arm mehr. Trotzdem ist es ratsam, folgende Ratschläge zu beachten:

Den Arm zwar bewegen, aber schwere Muskelanstrengungen vermeiden.
Den Arm möglichst oft hochlagern und mit Pumpübungen den Rückfluß des Blutes anregen. Zu Vermeiden sind Einschnürungen durch BH, Umhängetasche, aber auch Blutdruckmessungen, Blutabnahmen, Injektionen, Verletzungen. Bildet sich das Armödem trotzdem aus, so ist das Tragen eines *Kompressions-Armstrumpfes* und eine gezielte *Lymphdrainage* durch einen erfahrenen Masseur angezeigt.

Durch eine Schonhaltung, durch Zug von Narbengewebe und verödeten Lymphsträngen infolge Operation und Bestrahlung kann oft der gleichseitige Arm nicht mehr so gut bewegt werden. Dafür gibt es spezielle *gymnastische Übungen*, die unter Anleitung einer Krankengymnastin erlernt werden und dann allein durchgeführt werden können.

Im Rahmen der gesetzlichen Nachsorge stehen der Patientin drei *Nachsorgekuren* innerhalb von drei Jahren zu. Die Kurdauer beträgt meist 4 Wochen. Der Antrag dafür wird von dem nachsorgenden Arzt bei der zuständigen Krankenkasse oder einem anderen Kostenträger z.B. Sozialamt gestellt. Auch von familiären Verpflichtungen, Kinderbetreuung, häuslichen Aufgaben kann die Patientin eventuell vorübergehend durch entsprechende Hilfen entlastet werden.

Beim zuständigen Versorgungsamt kann ein *Schwerbehinderten-Ausweis* beantragt werden. Dort wird der Grad der Minderung der Erwerbsfähigkeit (50–100%) festgelegt. Die Vergünstigungen erstrecken sich keineswegs nur auf bevorzugte Sitz- oder Parkplätze, Steuerermäßigungen und Zusatzurlaub, sie garantieren auch den Erhalt des Arbeitsplatzes und die berufliche Wiedereingliederung. Nähere Auskünfte erteilt: Hilfe für Behinderte e.V. Kirchenfeldstr. 149, 4000 Düsseldorf 1, Tel.: 0211/340085.

Automatisch an die Krebserkrankung eine befristete oder eine endgültige Berentung zu knüpfen, ist problematisch und wird auch von vielen Frauen nicht gewünscht. Richtlinien hierfür sind von der Bundesversicherungsanstalt (BfA) herausgegeben worden. Krebsbehandelte Frauen sollten sich nicht vorschnell von Kranken- oder Rentenversicherungsträgern, Arbeitgebern oder Gutachtern zum Rentenantrag drängen lassen. Der berufliche Bereich hat einen enormen psychosomatisch stützenden Stellenwert. Sozialkontakte und Anerkennung gehören zu den wichtigsten Rehabilitationsmaßnahmen. Nach geltendem Versicherungsrecht ist es durchaus praktikabel und empfehlenswert, nach der Primärbehandlung möglichst lange, etwa 1 Jahr Krankengeld wegen Arbeitsunfähigkeit zu beziehen und erst dann die Entscheidung über eine Berentung zu treffen.

Literatur

Maria Hussain: Der praktische Ratgeber für Frauen nach Brustkrebsoperation. Zuckschwerdt Verlag München
Schülle/Trimborn: Rehabilitation nach Mammakarzinom. Pflaum Verlag München

15 Die künstlerische Darstellung der weiblichen Brust

Mit Leichtigkeit ließe sich mit diesem Thema ein umfangreiches Buch füllen, doch ich möchte hier nur die wichtigsten Motive herausstellen.

In den allerersten Kunstwerken wird weibliche Geschlechtlichkeit als Symbol für unerklärbare, imaginäre Kräfte, als schöpferische Macht dargestellt. Weiblichkeit und Geschlechtlichkeit sind Lebensspende. In der Altsteinzeit, ca. 30 000–8 000 v. Chr., wird die Frau mit monströsem Becken, breiten Oberschenkeln, voluminösen Brüsten und einem auffallend betonten Schamdreieck dargestellt. Alle uns erhaltenen Felszeichnungen und Figuren implizieren den Gedanken an Lebenserhaltung, Fortpflanzung, Fruchtbarkeit (Abb. 62).

Erst mit dem Seßhaftwerden, der Entwicklung von Feldbau und Viehhaltung und dem Hervortreten des Mannes als Beschützer des Besitzes, also einer Hinwendung zum Patriarchat, wandelt sich in der sogenannten neolithischen Revolution auch das Bild der Muttergottheiten. Jetzt erscheint die »Große Mutter«, die Vegetationsgöttin, die über Himmel und Erde, Mensch und Tier herrscht. In der Neusteinzeit und Bronzezeit verschwinden die anonymen, übernatürlichen Attribute der Fruchtbarkeit, und die Figuren bekommen individuelle Züge.

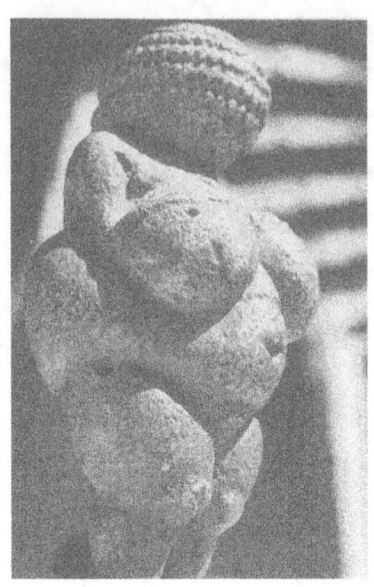

Abb. 62. Venus von Willendorf. Ca. 30 000 v. Chr.

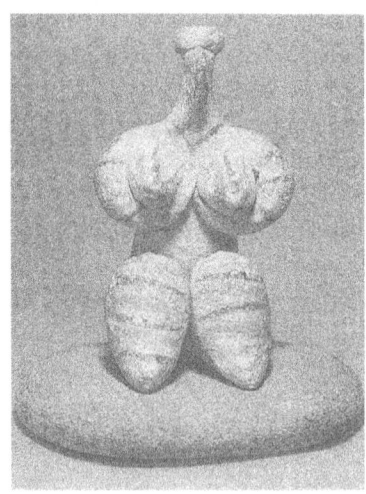

Abb. 63. Tonfigur. 5 000 v. Chr.

In diese Zeit fällt das in vielen alten Kulturen nachweisbare bewußte demonstrative Zurschaustellen und das Umfassen beider Brüste mit den Händen (Abb. 63). Die Darstellungen dieser Liebesgöttinnen, die ihre bloßen Brüste präsentieren, in den verschiedenen Teilen unserer Erde weisen eine frappierende Ähnlichkeit auf, eine Tatsache, die C.G. Jungs These von allgemeingültigen Elementarvorstellungen der Menschheit, den »Archetypen« bildlich untermauert.

Durch zahlreiche Überlieferungen (Fresken, Reliefs, Plastiken) wissen wir, daß die hochkultivierten alten Ägypter augenscheinlich sehr angetan waren von hübschen, wohlgeformten Frauenbrüsten. Nicht nur im Vorderen Orient, auch in benachbarten europäischen Kulturen wurden gerne Frauen mit exponierten Brüsten dargestellt, so z.B. auch bei den Minoern auf Kreta und den Mykenern auf dem Peloponnes.

Tausend Jahre später, in der vor- und frühklassischen Zeit der Griechen dagegen wurden die Mädchen und Frauen fast immer bekleidet dargestellt. Nur Männer und Hetären wurden nackt abgebildet. Selbst die Liebesgöttin, die schaumgeborene Aphrodite ließ man in der Frühklassik noch nicht völlig nackt aus dem Meer steigen (Abb. 64).

Nackte Aphroditen, wie die von Knidos oder Kyrene finden sich erst in der Spätklassik unter orientalischem Einfluß.

Schon relativ früh wurde versucht, den Effekt der Weiblichkeit und Fruchtbarkeit bildlich dadurch zu erhöhen, indem überzählige Brüste dargestellt wurden. Diese Vielzahl der Brüste soll ohne Zweifel Spendenfreudigkeit, Reichtum ausdrücken (vgl. auch Kap. 5).

Mit am häufigsten wird die Brust, insbesondere im abendländischen Kulturkreis, als Spenderin von Lebens-

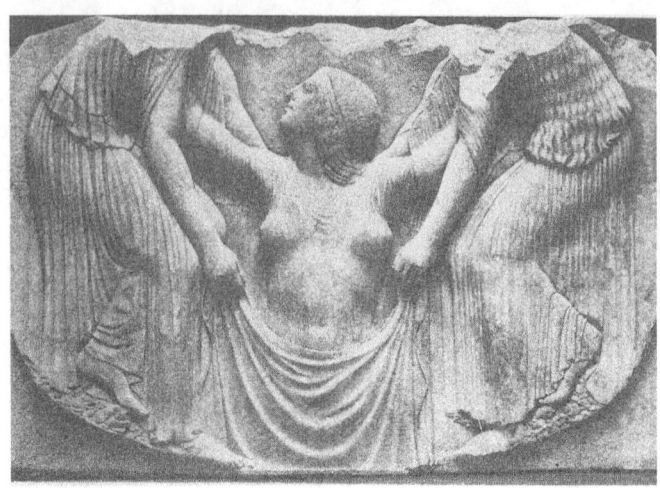

Abb. 64. Aphrodite entsteigt dem Meer. Um 460 v. Chr.

kraft und Nahrung dargestellt. Die heidnisch-antiken Vorbilder konnten problemlos vom Christentum als stillende Muttergottes übernommen werden. So groß sind die Unterschiede z.B. zwischen der »Isis mit dem Horusknaben« (Abb. 65) und der »Stillenden Muttergottes« (Abb. 66) nicht.

Doch die Muttermilch wird nicht immer im Stillakt und nicht immer an das Neugeborene weitergegeben. Es gibt zahlreiche Kunstwerke, die das eigene Auspressen der Brüste und das Auffangen der Milch in Gefäßen zeigen. Eigenartig und befremdend wirken auf uns heute die Darstellungen, in denen die Schmerzlinderung durch Muttermilch im Fegefeuer dargestellt wird. Aus dem 16. Jahrhundert sind einige solcher Gemälde überliefert. Ein schönes Beispiel hierfür ist die Komposition von Pedro Machuca, die im Prado-Museum in Madrid zu sehen ist. Die stehende Maria entleert mit der linken Hand ihre Brust, und der Milchstrom besprengt

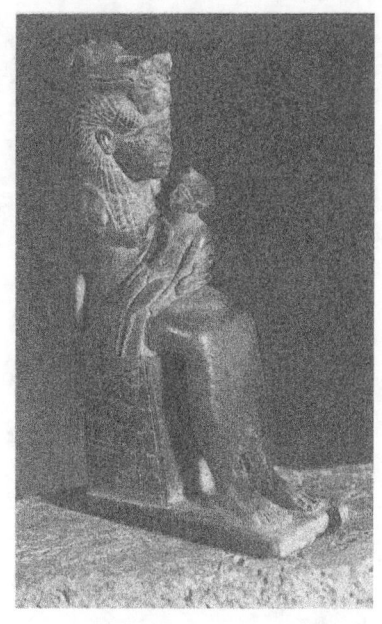

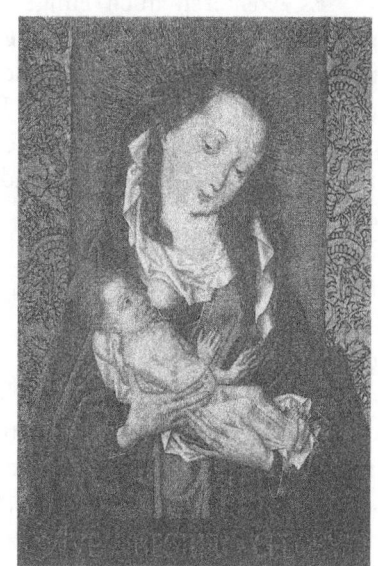

Abb. 65. Isis mit dem Horusknaben. Ägypten, um 1 700 v. Chr.

Abb. 66. Stillende Madonna.

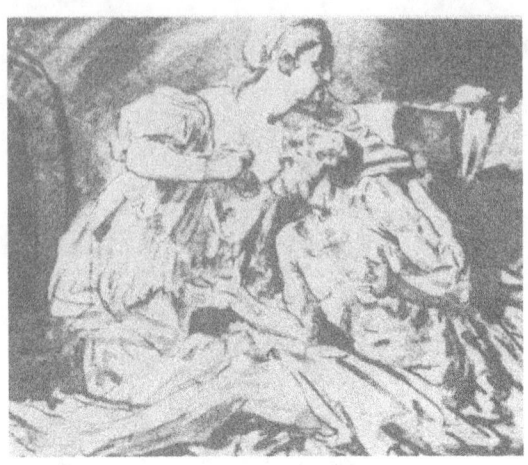

Abb. 67. Caritas Romana. Jean Baptiste Greuze 1767.

strahlenförmig die aus der Erde herausschauenden Menschenkörper.

Es existieren auch einige bildliche Wiedergaben, auf denen die Muttermilch als Lebensrettung dient. So gibt es z.B. einen Kupferstich, der zeigt, wie eine Indianerin den durch Karl V. zum Hungertod verurteilten spanischen Priester Bartolomé de Las Casas im Gefängnis ihr Brust reicht und ihm dadurch das Leben rettet. Eine ähnliche Darstellung zeigt das von Jean Baptiste Greuze 1767 gemalte Bild »Caritas Romana«. Ein zum Hungertod verurteilter Athener Bürger bekommt im Kerker von seiner Tochter Pero die Brust zum Trinken gereicht (Abb. 67).

In der Renaissance versuchte man die Kunst der Antike wiederzubeleben und entdeckte auch wieder die Freude am schönen Körper und damit natürlich auch die Lust an hübschen Frauenbrüsten. Nach 1 500 malten besonders im kultivierten Venedig Giogione, Veronese, Tiziano oder Tintoretto hinreißend sinnliche Brüste.

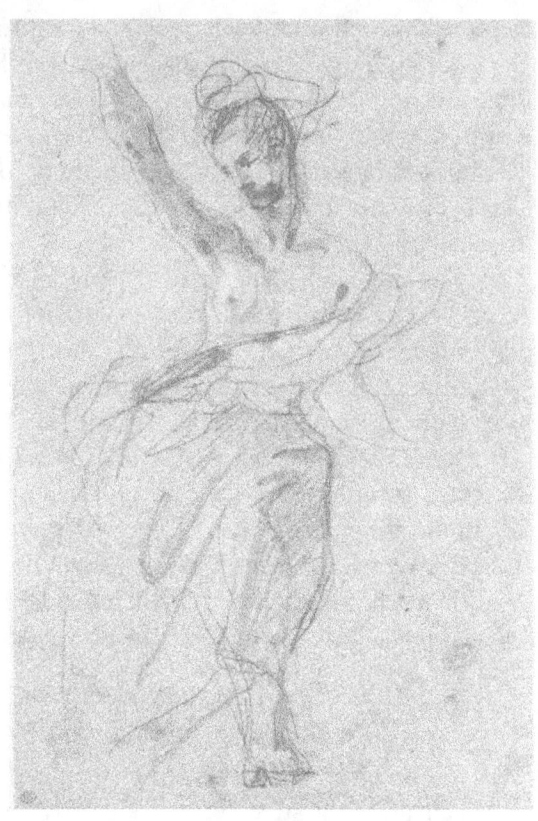

Abb. 68. Studie zu »Die Freiheit für das Volk«. E. Delacroix 1830.

Allegorische Frauenfiguren verkörpern seit jeher allgemeine Wertvorstellungen über die Rolle der Frau im Leben und in der Gesellschaft. Inkunabel aller Freiheitsbilder ist das Gemälde »Die Freiheit führt das Volk« von Eugène Delacroix (Abb. 68). Symbol der Freiheit ist neben der hocherhobenen Trikolore in der Rechten und dem Gewehr in der Linken die entblößte Brust. Das Bild drückt beispielhaft die Defizite der Männergesellschaft aus und zeigt das Ende der Knechtschaft der Frau im bürgerlich-christlichen Joch der Ehe an. Der Jugendliche, ungestüme Frauenkörper, ganz Volkeskraft, schreitet im wahrsten Sinn über Leichen, zum Kampf auffordernd. Die Rehabilitierung des (weiblichen) Fleisches meint die politische und die sinnliche Emanzipation.

Die männliche Angst vor der übermächtigen Frau schuf in den Judith- und Salomé-Gestalten Schreckensbilder einer erotischen Todesbotin. Die von Grund auf grausame Frau wird zur Männerfeindin schlechthin. Sie will die Oberhand behalten, sie will den Mann entmachten und vernichten. Als Symbol bietet sich der biblische Text an, in dem die Prinzessin Salomé als Belohnung für ihren erotischen Tanz vor dem Tetrarchen Herodes den Kopf von Johannes dem Täufer fordert. Verarbeitet haben dieses Thema u.a. Goya, Füssli, Hodler, Moreau, Dix, Hunt, Corinth, Liebermann, Munch, Picasso.

Corinths Salomé ist nicht mehr die gehorsame Tochter, die im Auftrag der Mutter etwas fordert, sondern sie ist eine eigenständige, emanzipierte Frau. Fast scheinen die vorgestreckten, nackten Brüste die Berührung mit dem toten Haupt zu suchen. Wie selbstverständlich agiert die kraftvolle Frauenfigur in der grausigen Szene, sich ihrer erotischen Ausstrahlung, ihrer Kraft und natürlich auch ihrer gesellschaftlichen Überlegenheit bewußt.

Ein Thema durch die Jahrhunderte ist die glückliche, ihr Kind liebevoll stillende Mutter. Auch dieses harmonische Bild von der Frau als Mutter und Madonna zerrann zu Beginn unseres Jahrhunderts. Max Ernst läßt seine antikatholische, sinnliche Jungfrau dem Jesuskind so tüchtig den Hintern versohlen, daß der Heiligenschein zu Boden fällt. René Magritte stellt das traditionelle Madonnenbild noch radikaler in Frage, indem er das Kind zur Idolfigur des Erwachsenenseins machte und die Mutter zum schutzbedürftigen Kind.

Die Madonna von Edvard Munch verkörpert gleichzeitig die reine Jungfrau Maria und die dralle Verführerin Eva. Das Bild des sich lustvoll wie zur Empfängnis vorreckenden Körpers ist in einer Fassung sogar mit Spermien umrahmt.

Das moderne Frauenbildnis in der Kunst haben in eindrucksvollen Plastiken Auguste Rodin und Aristide Maillol mitgeprägt. Immer ist da das Bekenntnis der Frau zu ihrem kräftigen, sinnlichen Körper und die Suche nach einer seelischen Harmonie.

Die Abstraktionen der klassischen Moderne brechen radikal mit den herkömmlichen Schönheitsidealen. Picassos kraftvolle Frauenfiguren sind Kämpferinnen, die eine Welt der befreiten Lust erobern wollen. Der gewaltige Akt »Sich kämmende Frau« aus dem Jahr 1940 gewinnt in seiner monströsen Form matriarchalische Kräfte. Dieses Frauenbild demonstriert selbstbestimmte Existenz in einer dämonischen, fast erschreckenden Weise.

Niki de Saint-Phalle wurde berühmt durch ihre prallen, vitalen »Nanas«, Frauen-Puppen mit grellbetonten Geschlechtsmerkmalen (Abb. 69). Die Eigenwilligen, buntfröhlichen Gipsreliefs demonstrieren die Lebenskraft der Frau, ihre Spontanität und ihre Begeisterungsfähigkeit.

Als ein Vertreter der Pop-Art, bei dem sexuelle Sujets dominieren, soll uns Allen Jones dienen. Unter Verwendung fotografischer Effekte, oft stark angelehnt an Sexmagazine, entwirft er lebensgroße Figuren von plakativer Farbigkeit. Hat man oft auch den Eindruck, die Frau werde nur als Sexualobjekt gesehen (wie im »Stuhl« als Frauenfigur mit hochgeschlagenen Beinen)

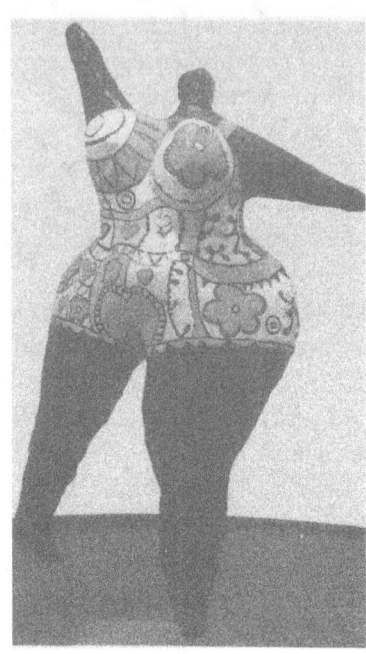

Abb. 69. Black Nana. Niki de Saint-Phalle (1968/69).

so haben Jones Werke doch auch etwas Märchenhaftes, Entkrampfendes.

Die Darstellung von Paaren in der Kunstgeschichte reflektiert die sich ständig ändernden Beziehungen der beiden Geschlechter. So spiegelt sich natürlich auch der historische Hintergrund in den Kunstwerken, so z.B. der Einfluß der Aufklärung, der Revolution und anderer wichtiger Umwälzungen. Aus der Tradition des erotischen Schönheitskultes entstanden am Ende des 19. Jahrhunderts ungleiche Paare, wobei die Frau jetzt Macht, Selbstbewußtsein und Stärke demonstriert.

Die psychopathologische Bilderwelt Schröder-Sonnensterns zeigt sich dem Betrachter oft verschlüsselt in phantastischen Gestalten, wie im Mondweib und etwa

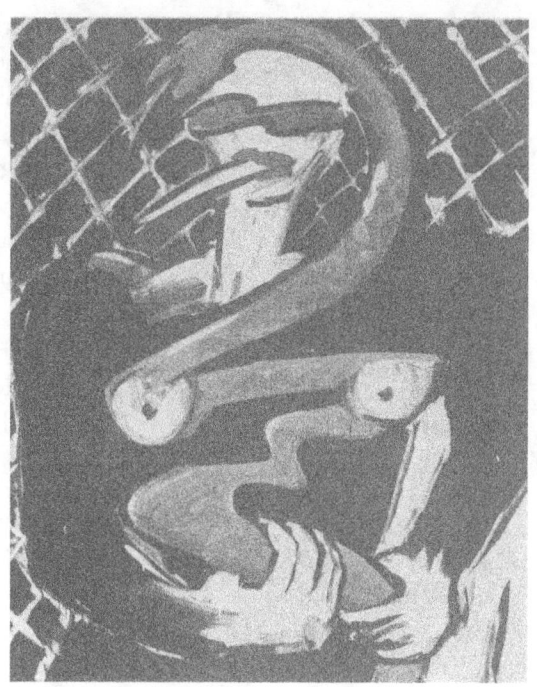

Abb. 70. Ich bin nicht gut, ich bin nicht böse. Elvira Bach 1983.

der männlichen Vogelgestalt. Trotz der maskenhaften Starre demonstriert die weibliche Figur durch ihr übergroßes Gesäß und die prallen Brüste, an die sie den Brautwerber drückt, sexuelle Besessenheit. Das Mondweib vermittelt Vitalität, körperliche Überlegenheit, ja Geilheit. Die fleischigen Rundungen signalisieren gleichzeitig Fruchtbarkeit und Gier während der hagere Bräutigam eher die Visionen von Impotenz und schizophrener Gespreiztheit aussendet.

Elvira Bach stellt sich dem Leben in neuer, unkonventioneller und spontanen Weise. Das Bild »Ich bin nicht gut, ich bin nicht böse« (Abb. 70) zeigt eine

Schlangenbändigerin im Käfig mit Sonnenbrille und Zigarette. Die Brüste liegen wie verschlungene Früchte – Äpfel – im Schlangenleib. Von einem Schuldkomplex einer Eva ist da nichts mehr geblieben. Diese Frauenfigur strahlt Selbstbewußtsein aus und die Schlange ist wieder zum antiken Symbol für Weisheit und Wissen geworden. Die emanzipierte Frau begreift sich selbst in der Umwelt, in der Endlichkeit des Lebens und macht damit die eigenen Grenzen erfahrbar.

Literatur

Kirchhoff H (1990) Die künstlerische Darstellung der weiblichen Brust als Attribut der Weiblichkeit und Fruchtbarkeit als auch der Spende der Lebenskraft und der Weisheit. Geburtsh Frauenheilk 50:171–254

Quellenverzeichnis

1, 4, 5, 8, 29, 56	Gros R (1987) Die weibliche Brust. Handbuch und Atlas. Walter de Gruyter, Berlin New York
6	Stolecke H, Terruhn V (Hrsg) (1987) Pädiatrische Gynäkologie. Springer, Berlin Heidelberg New York
9	Jasmin, Heft 1 1984. Foto Löwenstein-Nowich
10, 15, 27	Up to date, Heft 3, 1991
11, 16	Beate Uhse Katalog Nr. 18
12	Haeberle EJ (1983) Sexualität des Menschen. Handbuch und Atlas. Walter de Gruyter, Berlin New York
14	Steuber
18	Krewel Arzneimittel-Werke, Eitorf
19	BAT, Hamburg
20	Optic Chic, Mannheim
26	Fa. Gossard, Bisingen
28	Fa. Anita International, Brannenburg/Inn
30–35	Fa. Nourypharma GmbH, Oberschleißheim; Photos: Peter Meyer, München
36	Sutton D, Young JWR (eds) (1990) A Short Textbook of Clinical Imaging. Springer Berlin Heidelberg New York
37	Siemens AG, Nürnberg
38, 41	Barth V, Prechtel K (1990) Atlas der Brustdrüse und ihrer Erkrankungen. Enke Stuttgart
39	Hansmann M, Hackelöer BJ, Staudach A (1985) Ultraschalldiagnostik in Geburtshilfe und Gynäkologie. Lehrbuch und Atlas. Springer, Berlin Heidelberg New York

40	Fa. Röhm Pharma, Weiterstadt
42	Der Gynäkologe, Band 23, 1990
43, 47, 51, 52	Zander J, Graeff H (1991) Gynäkologische Operationen. Springer, Berlin Heidelberg New York
44, 45, 46, 48, 49, 50, 53, 60, 61	Lemperle G, Nievergelt J (1991) Plastic and Reconstructive Breast Surgery. Springer, Berlin Heidelberg New York
59	Fa. Mentor, München
63–66	Fotos: Claus Hansmann, München
67, 68	Sammlung Kirchhoff
69	Niki de Saint-Phalle: Black Nana, 1968/69, Museum Ludwig, Köln
70	Elvira Bach: Ich bin nicht gut, ich bin nicht böse, 1983, Walter Dillenberg, Berlin

Sachverzeichnis

A
Abpumpen der Milch 69
Abstillen 70
Abszeß 69, 95
Adaptische Milchnahrung 66
Adenome 126
Alkoholkonsum 116
Altersgynäskomastie 98
Anabolika 138
Anamnese 77
Anorexia nervosa 34
Anovulatorische Zyklen 118
Antibabypille 104
Antikörper 66, 140
Antiöstrogene 138
Apfelsinenhaut 130
Areola 2
Areolarrandschnitt 95
Armoedem 133, 154
Aspirationszytologie 87
Asymmetrie 97
Aufbauplastik 150

B
Babynahrung 66
Belastungen 18
Benzpyren 121
Berentung 156

Bindegewebe 4
Boost-Bestrahlung 134, 135
Brustbein 1
Brustdrüse 1
Brustentzündung 69
Brusterhaltende Operation 133
Brustkorb 1
Brustkrebsrisiko 116 ff.
Brustmuskel 1
Brustprothesen 105, 147
Brustrekonstruktion 149
Brustverkleinerung 112
Brustwachstum 8
Brustwarze 2
Busenfetischismus 34
Büstenhalter 55

C
Carcinoma in situ 126
CEA (Carcinoembryonales Antigen) 128
Chemische Substanzen 120
Chemotherapie 131

D
Diuretika 134
Doppel-Lumen-Protesen 106
Drüsenbäumchen 4

Drüsengewebe 4
Drüsenläppchen 4
Duktale (Karzinome) Tumore 127

E
Eierstöcke 8
Elektrischer Strom 120
Elektromagnetische Felder 120
Endorphine 9
Energiewert der Muttermilch 66
Entzündung 95
Epithelproliferation 125
Ernährung 116, 144
– während der Schwangerschaft 119
Erschlaffte Brust 108
Expanderprothese 150

F
Fettgewebe 5
Fettsäuren 66
Fibroadenom 78, 94
Fibrom 94
Fistel 96
Flachwarze 63
Frischzellen 142

G
Galaktographie 85
Gelbkörperhormon 8, 93
Genetische Faktoren 7
Gestagene 138
Gesteigert atypisches Epithel 125
Gewebeuntersuchung 125
Gonadotropin-Releasing-Hormon (GnRH) 139
Gynäkomastie 98, 99

H
Haarausfall 136
Hängebrust 108
Hantel-Training 15
Haut 17
Hautreinigung 19
Hautschnitte 102
Hexenbrust 98
Hirnanhangdrüse 8
Histologische Untersuchungen 125
Hohlwarze 63, 95
Hormonanalyse 89
Hormoncremes 104
Hormonelle Behandlung 138
Hormonelle Steuerung 7, 9
Hypogalaktie 63
Hypophyse 8
Hypothalamus 9

I
Idealmaße 37
Immun-Adjuvanzien 143
Immun-Diät 144
Immunabwehr 136, 141
Immunfunktionen 123
Immunkörper 66, 67
Immunmodulation 140
Immunsystem 120
Indole 116
Infantibus-Hütchen 63
Infiltration 127
Inflammatorisches Karzinom 127
Inspektion der Brust 71, 77
Interferone 143
Inzision 96
Ionisierende Strahlen 119
Isoflavine 118

K

Kapselfibrose 106
Kapselsprengung 107
Kerngrading 129
Knoblauch 116
Knochenmarktransplantation 138
Kolostrum 66
Kompressions-Armstrumpf 155
Korium 6
Körperentwicklung 11
Körperfettverteilung 119
Körperhaltung 14
Körperleben 31
Kortikosteroide 138
Kosmetische Operationen 101
Krebs-Diät 144
Krebspersönlichkeit 122
Krebsvorformen 126
Krebsvorsorge 76, 125

L

La Leche League 70
Laktation 66
Lederhaut 6
Lipom 94
Lobuläre Karzinome 127
Lutealinsuffizienz 98
Lymphdrainage 133, 155
Lymphknoten 124, 129
Lymphknotenstatus 126
Lymphödem 132
Lymphsystem 5

M

Magersucht 34
Makromastie 98
Malignitätsgrad 126, 127
Mamille 2
Mamma-Radikal-Operation 132
Mammahypoplasie 104
Mammakomplex 32
Mammazytologie 87
Mammographie 78
Mastektomie 132
Mastitis 69
Mastodynie 91
Mastopathie 92
Medroxyprogesteronacetat (MPA) 138
Melatonin 120
Menarche 77
Menopause 77
Menstruationszyklus 12, 118
Metastasen 130
Mikroverkalkungen 80
Milcheinschuß 66
Milcheiweiß 66
Milchgang 4
Milchpumpe 64
Milchsäckchen 4
Milchstay 68
Mistelextrakte 141
Montgomery-Drüsen 2
Morbus Paget 96, 127
Mund-Brust-Kontakt 24
Mutter-Kind-Beziehung 62

N

N-Nitroso-Verbindungen 121
Nachsorgekuren 155
Nachsorgeuntersuchung 153
Nachwehen 65
Naturheilmittel 40
Nikotin 18

O

Oberbrust 2
Operationsmethoden 131
Operationsrisiko 101
Orgasmus 25
Östrogene 8, 138

Ovarien 8
Oxytocin 65
Ozon-Therapie 144

P

Palpation 77
Papillome 126
Pflegeprodukte 19
Pigmentierung 65
Pille 119
Plastische Operation 101
Pneumozystographie 88
Polyurethanimplantat 107
Prämenstruelles Syndrom 90
Probeentnahme 125
Progesteron 8, 93
Prolaktin 63, 140
Prolaktinhemmer 70, 93, 140
Psychoendokrinologie 9
Psychosomatische Aspekte 121
Psychotherapie 144
Pubertät 8
Punktion 86

Q

Quadrant 3

R

Radioaktive Strahlen 120
Rekonstruktion der Brustwarze 150
Rezidiv 153
Risikofaktoren 115
Röntgenbestrahlung 134
Röntgenstrahlen 119
Röntgenuntersuchung 77
Rooming in 62
Rückkoppelung 9
Rüsselbrust 97

S

Sarkom 127
Saugreflex 65
Schlupfwarze 63
Schnellschrittdiagnostik 127
Schönheitsoperationen 101
Schwangerschaft 118
Schwangerschaftsstreifen 65
Schwenklappenplastik 150
Schwerbehindertenausweis 155
Sekretzytologie 87
Selbstbefriedigung 24
Selbsthilfegruppen 152
Selbstuntersuchung 71
Selbstwerterleben 31
Self-demand-feeding 62
Senologie 78
Sex skin 39
Sexualberatung 146
Sexuelles Erleben 22
Silikonimplantat 150
Silikonprothese 105
Sonneneinstrahlung 18
Sonographie 80
Spezialbüstenhalter 104
Sport-BH 17
Spurenelemente 66
Stillbüstenhalter 68
Stillfähigkeit 63
Stimulation 24
Strahlendosis 134
Strahlenkater 135
Striae 65, 98
Strukturanalyse 89
Subkutane Mastektomie 126
Szirrhus 127, 130

T

Tamoxifen
Tastuntersuchung 72

Terpene 116
Thelarche 8
Thermographie 83
Thymus 142
Thymusextrakte 142
TNM-System 126
Tumorgröße 126
Tumormarker 128
Tumorverdoppelungszeit 130

U
Übergewicht 118
Überzählige Brustwarzen 32, 97
Ultraschalluntersuchung 80

V
Vergrößerung der Brust 103
Viren 121
Vitamine 19
Vormilch 66

W
Warnzeichen 124
Warzenhof 2
Wechseljahre 12

Z
Zellatypie 125
Zelltherapie 143
Zwischenhirn 9
Zysten 78, 94
Zytostatika 135

GPSR Compliance
The European Union's (EU) General Product Safety Regulation (GPSR) is a set of rules that requires consumer products to be safe and our obligations to ensure this.

If you have any concerns about our products, you can contact us on

ProductSafety@springernature.com

In case Publisher is established outside the EU, the EU authorized representative is:

Springer Nature Customer Service Center GmbH
Europaplatz 3
69115 Heidelberg, Germany

www.ingramcontent.com/pod-product-compliance
Lightning Source LLC
LaVergne TN
LVHW010259260326
834688LV00044B/1368